KB154652

운명과 건강을 바꾸는
# 8자운동법

아름답고 건강한 인생을 위하여 _____ 님께 드립니다.

경성문화

"운명과 건강을 바꾸는 8자운동법

초판 인쇄 / 2018년 3월 20일
초판 발행 / 2018년 3월 21일

지 은 이 / 박창근
펴 낸 이 / 민관홍
펴 낸 곳 / 경성문화
등록번호 / 제2018-000061호
등 록 일 /2018년 3월6일
ISBN   /
주    소 / 서울 특별시 마포구 독막로32안길 29(신수동)1
대표전화 / 02 )713- 3284

오늘날 우리는 외모가 "능력이다" 라고 할 만큼 용모에 대단한 위력을 가지고 있다. 직장, 직원 선발 등에도 용모에 많은 비중을 차지하고 있다. 그뿐 아니라 결혼이나 기타 등등 용모는 그 사람의 모든 것이 다 함축되어 있으니 말이다. 우리가 흔히 상대의 관상을 보면 그 사람의 성격 내지는 건강과 모든 운명을 볼 수 있어 큰회사 경영주들은 관상에 지대한 관심을 가지고 직원 선발 내지는 현직원들을 꿰뚫어 보며 그에 대처하는 처방을 쓴다고 한다.

또한 현대 의학의 아버지인 히포크라테스도 얼굴 관상을 통해 그의 건강상태까지 알 수 있다고 쓰여져 있다.

그래서 이 책에서 관상을 통해 그 사람의 성격과 운명 그리고 건강을 알 수 있는 방법과 여기에 따라 아름다운 얼굴과 몸매를 만드는 그 처방책을 열거했다.

특히 갖가지 운동 요법으로 건강과 아름다움 그리고 자기에게 주어진 운명까지도 바꿀 수 있는 그 비법이 여기에 있다.

병원이 필요없는 사회를 만드는 새로운 프로젝트, 내병은 내가 고친다.

사람의 얼굴은 각양 각색의 천태만상이다. 특히 얼굴의 피부는 위장과 심장이 관장한다. 피부는 우리 몸 속의 오장육부를 반영하는 거울이라고 하였다. 그 중에서도 얼굴은 오장육부와 직접적으로 연결되어 있을 뿐만 아니라 몸 속의 상태가 가장 민감하게 표현되는 부분이라 할 수 있다.

우리가 가장 큰 관심을 가지고 있는 얼굴을 주관하는 장기는 위장이다. 폐는 호흡 작용을 통해 전반적인 피부를 관리하지만 그 중에서도 얼굴은 위장이 관리한다. 그 이유는 위장에 분포된 혈관이 대부분 얼굴과 연결되어 있기 때문이다.

위장의 기운은 곧바로 얼굴에 전달되기 때문에 위장에 들어가는 음식이 어떤 종류인가에 따라 얼굴로 올라가는 피의 맑고 탁함이 결정된다. 맑고 깨끗한 피가 얼굴로 올라가면 얼굴도 맑고 깨끗해지며, 탁한 피가 얼굴로 올라가면 얼굴 역시 탁하게 되는 것이다.

얼굴 전체는 심장의 도움을 받아 위장이 관리를 하지만 얼굴 각 부위별로 그것을 주관하는 장기는 다시 세분화된다. '얼굴은 오장육부의 거울'이라는 말처럼 얼굴의 각 부위는 몸 속에 있는 오장육부 하나 하나와 밀접하게 연결되어 있는 것이다.

나이가 들어가면서 자신의 삶과 인품이 얼굴을 통해 드러난다. 탐심, 욕심이 가득 차면 몸의 균형이 무너져 건강을 잃어버린다.

눈, 코, 입, 귀의 감각 기관 등에 따른 운명과 건강을 점치며 그 갖가지의 교정법 및 운동 요법을 서술했다.

남녀노소 누구나 손쉽게 할 수 있고, 또한 부모가 자식에게, 남편이 부인에게, 교대로 재미있게 함으로써 활력있고 활기찬 새생활을 영위할 수 있을 것이다.

지은이  박창근

# 목 차

# CONTENTS

# 제4장

## "발, 손 마사지법과 올바른 걸음걸이

# 제1장

## 얼굴로 본 관상과 각 장기의 관계

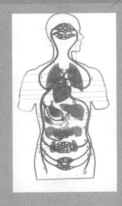

# 얼굴의 건강과 아름다움 그리고 관상

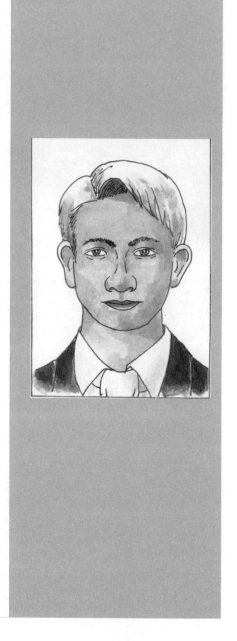

얼굴은 오장육부와 직접적으로 연결되어 있을 뿐만 아니라 몸 속의 상태가 가장 민감하게 표현되는 부분이라 할 수 있다.

## 얼굴의 건강 그리고 관상

사람의 얼굴은 아름다운 얼굴과 그렇치 못한 얼굴, 각양각색의 얼굴이 있다. 얼굴의 피부는 위장과 심장이 관장한다. 피부는 우리 몸 속의 오장육부를 반영하는 거울이라고 하였다. 그 중에서도 얼굴은 오장육부와 직접적으로 연결되어 있을 뿐만 아니라 몸 속의 상태가 가장 민감하게 표현되는 부분이라 할 수 있다.

우리가 가장 큰 관심을 가지고 있는 얼굴을 주관하는 장기는 위장이다. 폐는 호흡작용을 통해 전반적인 피부를 관리하지만 그중에서도 얼굴은 위장이 관리한다. 그 이유는 위장에 분포된 혈관이 대부분 얼굴과 연결되어 있기 때문이다. 위장의 기운은 곧바로 얼굴에 전달되기 때문에 위장에 들어가는 음식이 어떤 종류인가에 따라 얼굴로 올라가는 피의 맑고 탁함이 결정된다. 맑고 깨끗한 피가 얼굴로 올라가면 얼굴도 맑고 깨끗해지며, 탁한 피가 얼굴로 올라가면 얼굴 역시 탁하게 되는 것이다.

우리가 먹는 음식은 얼굴의 피부 상태와 직접적인 연관을 가진다. 따라서 피를 맑게 해 주는 음식, 즉 채소, 과일, 곡식 등과 같은 식물성 식품을 많이 먹는 것이 피부는 물론 우리 몸에도 좋다. 이는 육식을 하지 않는 산 속의 자연인들이 맑고 깨끗한 얼굴을 가지고 있는 데에서도 잘 알 수 있다.

결국 우리가 황인종, 백인종, 흑인종 등으로 구별하는 것도 일정한 지역에 살면서 그 지역에서 나는 음식을 계속 먹게 됨에 따라 이루어진 것이다. 백인들은 피부가 희기는 하지만 육식을 위주로 하는 식생활 습관 때문에 피부가 붉고 거친 편이다. 그에 비해 채식을 위주로 하는 동양인들은 다소 황색을 띠고 있기는 하지만 이러한 위장의 기능을 생각할 때 분리할 수 없는 장기가 하나 더 있는데 그게 바로 심장이다.

심장과 위장은 한 식구처럼 밀접한 관계를 유지하고 있어서 동시에 움직인다고 할 수 있을 정도로 직접적인 영향을 주고받는다. 음식물이 위장에 들어가면 간에 있는 피가 제일 먼저 달려오며 심장에 있는 피 또한 달려와서 위장을 도와 준다. 뿐만 아니라 위장의 모든 기운은 심장을 통해 얼굴로 올라가게 된다. 위장에서 소화불량이 생기면 심장도 불편을 느끼게 되는데 심한 급체로 위장이 꽉 막혀 버렸을 때 심장에 마비가 오는 것은 바로 이들 두 장기의 관계 때문이다. 즉, 얼굴은 위장이 주관을 하며 심장의 도움을 받아 이루어진다는 것을 알 수 있다.

얼굴 전체는 심장의 도움을 받아 위장이 관리를 하지만 얼굴 각 부위별로 그것을 주관하는 장기는 다시 세분화된다. '얼굴은 오장육부의 거울'이라는 말처럼 얼굴의 각 부위는 몸 속에 있는 오장육부 하나하나와 밀접하게 연결되어 있는 것이다, 눈, 코, 입, 귀의 감각 기관은 별도로 다루게 되므로 여기서는 얼굴의 부위별 피부에 대해서 살펴보기로 한다.

얼굴 전체는 이마, 왼쪽 볼, 오른쪽 볼, 코를 중심으로 한 중앙 부위, 입과 턱 부위의 다섯 부분으로 나눌 수 있다. 이 중에서 이마는 심장이 관리를 하고 왼쪽 볼은 간, 오른쪽 볼은 폐, 중앙은 비장, 아래쪽은 신장이 각각 관장한다. 이러한 우리 얼굴의 다섯 부분은 오행과 밀접하게 연관되어 있다.

'오행"이란 음양오행 사상에서 나온 것으로 음양오행 사상은 중국을 중심으로, 동양 문화권에서 일체 만물의 생성과 작용원리로 삼고 있는 이론이다.

즉, 모든 만물에는 음과 양의 두 가지 기운이 있으며 음양의 주 기운에서 생겨난 다섯 가지 원소, 곧 오행이 작용한다는 것이다. 오행은 목, 화, 토, 금, 수의 다섯 가지 원기로 이루어져 있으며 이들 각 기운에는 각각에 해당하는 색깔이 있다. 즉, 이마에 붉은 기운을 띤 상태가 계속되면 심장과 직결된 다섯 가지를 기본 색이라 하여 오색이라 부르고 있다.

이러한 오행의 원리는 우리 몸의 다섯 가지 장기, 즉 오장과도 직결되어 있다. 간은 목에, 심장은 화에, 비장은 토에, 폐는 금에, 신장은 수에 귀속된다.

마찬가지로 6부와도 연결되어 있어 담은 목, 소장은 화, 위는 토, 대장은 금, 방광은 수에 해당이 된다. 따라서 얼굴의 각 부위별로 생기는 질병과 색깔의 변화 등을 통하여 오장의 이상을 알 수 있는 것이다.

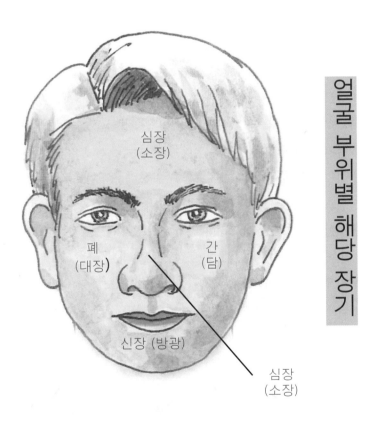

심장
(소장)

폐
(대장)

간
(담)

신장 (방광)

심장
(소장)

얼굴 부위별 해당 장기

우리의 이마를 관장하는 것은 심장과 소장이며, 심장과 소장은 오행중 화에 해당하여 이상이 나타나는 것이다. 또한 오른쪽 볼이 백색을 띠면서 창백해지면 폐와 대장에 이상 있는지 의심을 가져야 하고 왼쪽 볼이 푸르스름해지면 간과 담의 기능이 저하되었다는 표시일 수 있다. 코 주위가 황색을 띠면 비장과 위장의 기능이 약해진 것이고 턱과 입술 주위가 검어지거나 기미, 뾰루지 등이 생기면 신장, 방광, 자궁 등의 비뇨생식기 계통에 염증이 생겼을 가능성이 크다

이처럼 몸 속의 이상이 얼굴로 나타날 때는 부위별로 해당하는 장기의 오행과 관련된 색이 나타나게 된다. 따라서 얼굴빛을 살펴봄으로써 어느 정도 내부의 병을 짐작할 수 있는 것이다. 여드름이 생겼을 경우 여드름이 나는 부위에 따라 원인이 다르다는 것을 확실히 알 수 있다.

즉, 이마에 여드름이 생기면 심장이나 소장의 열기를 없애 줘야 할 것이고 턱이나 입 주위에 생기면 신장이나 자궁, 비뇨생식기 계통을 살펴봐야 할 것이며 코 주위에 나는 여드름은 위장과 비장에 이상이 없는지 점검하는 신호가 되는 것이다. 이상에서 살펴본 것은 주로 내부적인 면과 관련된 것이라 할 수 있다. 그러나 피부미용의 조건으로서는 이러한 내부적인 요인 못지않게 외부적인 요인 또한 중요하다.

우리 얼굴은 몸의 다른 부위와는 달리 항상 노출되어 있는 곳이다. 날씨가 춥거나 찬바람이 불면 옷을 껴입고 장갑을 끼는 등 다른 피부는 보호를 받을 수 있지만 얼굴은 호흡을 비롯한 모든 감각기관이 모여 있기 때문에 가릴 수가 없다. 그래서 얼굴은 약간 따뜻한 상태를 유지하는 것이 가장 좋다. 찬바람이나 찬기운은 얼굴의 피부에 가장 나쁜 적이라 할 수 있다. 그렇다고 해서 얼굴은 너무 더워도 안 된다.

우리 몸에서 더운 기운은 항상 위로 올라가는 성질을 지니고 있다. 이러

한 얼굴의 특성을 생각할 때 얼굴은 너무 더워도 좋지 않고 너무 추워도 좋지 않다는 결론을 내릴 수 있다.

그 이유는 다음과 같다.

첫째, 얼굴이 너무 더우면 안 되는 까닭은 피가 탁해지기 때문이다. 열기는 피를 탁하게 만드는 요인이 되므로 열대지방에 사는 사람들이나 내부에 열기가 많은 사람들의 피부는 대체적으로 곱지 못하고 거칠다.

둘째, 얼굴이 너무 추우면 안 되는 까닭은 혈액순환과 기의 순환에 이상을 주기 때문이다. 특히 외부로부터의 찬바람이나 나쁜 기운을 자주 접하게 되면 얼굴의 더운 피와 접촉하는 곳에서 피가 탁해지고 응고되어 기미, 주근깨, 뾰루지 등의 피부질환이 생겨나게 된다.

따라서 얼굴은 늘 적당하게 따뜻한 온도를 유지하는 것이 바람직하며 항상 노출되어 있는 곳이기 때문에 다른 어느 부위보다도 혈액순환이 잘 되어야 한다.

이러한 두 가지 조건을 유지하기 위한 방법의 하나로 '손은 항상 얼굴에'라는 말을 기억하면 된다. 손바닥을 마주 비벼 뜨거워지면 그 손으로 얼굴을 문질러 준다. 자연히 얼굴은 따뜻해지고 혈액순환이 왕성해진다. 따라서 손은 항상 얼굴 가까이에 두고 수시로 마찰을 해 주는 것이 얼굴의 피부를 건강하게 만드는 비결 중의 하나다.

또한 얼굴의 주름살을 예방하고 없애는 안면 마찰법이 있다. 이 방법은 한손을 한껏 벌려 얼굴을 덮은 뒤 약간의 힘을 가하여 볼 뼈에서 턱과 목까지 쓸어내린다. 목까지 쓰다듬어 내려올 때는 충분히 위로 올려 힘차게 마찰을 가한다. 양손을 교대로 사용하여 매일 36번씩 마찰하면 확실한 효과를 볼 수 있다.

얼굴은 오장육부의 내부적인 요인과 찬바람이나 나쁜 기운 등과 같은 외부적인 요인에 의해서 건강함과 아름다움이 좌우된다고 할 수 있다. 오장육부의 기운은 피를 통하여 얼굴로 올라가기 때문에 각 장기의 질병은 그대로 얼굴을 통해 나타나고 만다. 또한 외부의 여러 가지 자극에 심하게 노출되었을 때도 얼굴에 질병이 생기는 것이다. 아울러 얼굴을 따스하게 유지시켜 주고 혈액순환이 잘 되도록 도와 주어야 하며 피부에 자극이 없는 천연성분의 화장품으로, 저자가 특허 개발한 '호호 비누'로 마사지나 팩 등을 하여 영양을 공급시켜 주는 것이 좋다. 특히 피부는 우리가 먹는 음식물과 직접적인 관련이 있으므로 가급적이면 식물성 식품을 많이 먹는 것이 바람직하다.

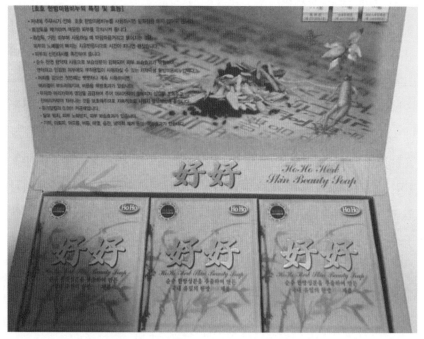

저자가 특허 개발한 '호호비누'

# 눈으로 본
# 건강과 운동법
# 그리고
# 눈으로 본 관상

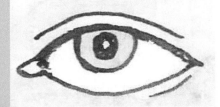

'눈은 마음의 창'이라는 말이
있듯이 그 사람의 기분이 깨끗
한가, 흐려져 있는가를 판단할
때 건강과 운세가 판기름된다.

# 눈으로 본 건강

'눈은 마음의 창,이라는 말도 있듯이 눈에는 그 사람의 정신이 깃들어 있다. 또한 우리의 눈에는 오장육부의 모든 혈관이 모여 있고 오장육부의 모든 정기가 집중되어 있다. 눈의 광채로 내장의 허하고 실함을 판단할 수 있다. 자세히 눈을 조사해 보면 청, 적, 황, 백, 흑의 5색으로 구성되어 있는데 모든 눈병은 이를 통해 드러나게 된다.

속담에 "몸이 천냥이면 눈이 7백냥이다"라는 말이 있는데 관상학에서도 눈이 얼굴의 50퍼센트를 차지한다고 하여 얼굴이 못생겨도 눈만 훌륭하면 성공할 수 있다고 보았다. 심신이 건강하고 정신력이 뛰어난 사람은 눈이 맑고 빛난다. 또한 우리가 흔히 눈을 호수나 강에 비유하듯이 눈은 윤택하고 검어야 한다.

몸 속의 오장육부 가운데서 눈을 총 주관하는 장기는 간이다. 전반적으로 눈은 간의 정기가 집중된 곳이므로 간이 피로하면 눈이 쉬이 어두워지

### 눈의 부위별 해당 장기

검은자위 - 간
눈동자- 신장
윗 눈꺼풀-위
아래 눈꺼풀- 비장
내자-심장
외자-심장
흰자위-폐

고 간이 건강한 사람은 눈이 윤택하고 밝은 법이다.

이처럼 전체적으로 간이 눈을 주관하지만 다시 눈의 각 부위마다 해당하는 장기가 따로 있다. 그림에서 보는 바와 같이 눈동자는 신장이 관리하고 검은자위는 간, 흰자위는 폐, 윗눈꺼풀은 위장, 아래눈꺼풀은 비장, 눈의 시작과 끝부분은 심장이 각각 관리를 한다. 이들 각 부위는 신장, 간, 폐, 비(위), 심장 등 오장의 정기가 집중된 곳이므로 눈을 면밀히 관찰하면 오장의 건강상태를 그대로 읽을 수 있다.

사람의 눈동자는 정기가 집중되어 있는 곳이기 때문에 검고 윤택해야 한다. 눈동자는 신장의 기능을 나타내 주는 척도가 되며 오행상으로 볼 때 수의 기운에 해당되므로 물은 깊을수록 검은 법이다.

따라서 신장이 튼튼하여 수기가 왕성하면 눈동자가 흑칠처럼 검고 빛이 나며 이러한 눈동자를 지닌 사람은 지혜가 깊고 정신력이 강하다. 반면에 신장의 기능이 좋지 않은 사람은 정기가 결핍되어 눈동자가 흐리고 연하여 기가 허하다.

눈의 검은자위는 간의 정기가 집약된 곳으로 오행상 목의 기운에 해당된다. 나무는 물을 만나야 싱싱하게 자랄 수 있으므로 간의 기능이 왕성하면 검은자위가 윤택하고 푸른강물과 같이 깊고 맑다. 반면에 간의 기능이 좋지 않은 사람은 검은자위가 어둡고 탁하여 흐린 물과 같은 형상이 된다. 눈의 흰자위는 폐의 정기가 집중된 곳으로 오행상 금의 기운에 해당된다. 따라서 폐가 튼튼하면 흰자위가 희고 깨끗하다. 반면에 흰자위가 누렇게 변한 사람은 폐에 습한 기운이 차 있을 가능성이 높고 붉게 변한 사람은 폐에 열기가 차 있기 쉽다.

눈의 시작과 끝부분을 자칭하는 내외자는 심장의 정기가 모인 곳으로 오행상 화의 기운에 해당된다. 따라서 이 부분은 약간 붉은 기운을 띠고 있다. 내외자에 눈꼽이 많이 끼는 사람은 심장의 기능을 점검해 보는 것이 좋다.

눈꺼풀은 비장과 위장의 정기가 집중된 곳으로 오행상 토의 기운에 해당된다.

눈꺼풀은 단단하고 탄력이 있어 늘어지지 않아야 좋다. 유독 아래위 눈꺼풀에 다래끼가 잘 나고 사마귀나 잡티 등이 생기는 사람은 비장과 위장의 기능이 저하되었기 때문이다.

눈의 각 부위는 오장과 긴밀히 연결되어 있을 뿐만 아니라 또한 몸 전체를 구성하는 요소들과도 각각 관련되어 있다.

즉, 눈동자는 수륜이라고도 하여 우리 몸의 뼈의 정기가 집중된 곳이다. 따라서 신장의 기능이 좋은 사람은 눈동자가 검고 윤택할 뿐더러 뼈가 튼튼하고 충실하다.

눈의 검은자위는 풍륜이라 하여 우리 몸에 근육의 정기가 집중되어 있다. 간의 기능이 좋으면 검은자위가 윤택하고 맑을 뿐더러 근육의 정기가 단단하고 충실하다.

눈의 흰자위는 기륜이라 하여 우리 몸의 기운을 나타내 주는 척도가 된다. 따라서 폐의 기능이 좋으면 호흡이 원활해져서 흰자위가 희고 깨끗하며 아울러 우리 몸의 기운이 왕성하게 작용한다.

눈의 내외자는 혈륜이라 하여 우리 몸의 피에 상태를 나타내 주는 지표가 된다. 따라서 심장의 기능이 왕성하면 눈의 내외자가 건강하고 선홍빛이 나며 아울러 피부상태도 좋게 된다.

눈꺼풀은 육륜이라 하여 우리 몸에 살의 상태를 나타내는 척도가 된다. 따라서 위장의 기운이 왕성하면 눈꺼풀이 단단하고 탄력성이 있으며 피부도 탄탄하고 탄력성이 뛰어나게 된다. 아울러 외적인 요인으로 인해 발

생하는 모든 눈병은 화(火)기운에 의해서 생겨난다. 특히 젊은 사람들은
찬물로 눈을 축여 주거나 맑고 깨끗한 냉수에 얼굴을 담근채 눈을 감고
있는 방법 등을 통해 눈을 보호할 수 있다.

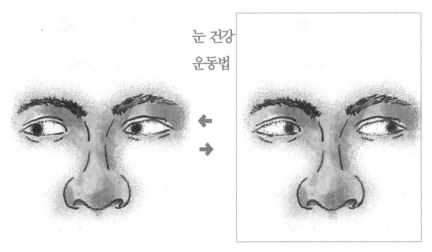

위 그림과 같이 양 눈동자를 좌우로 36회 돌려 준다

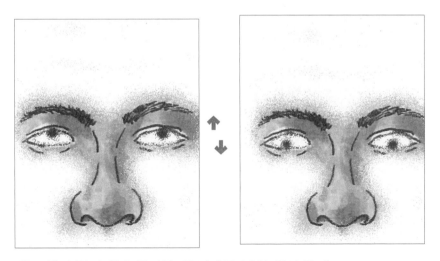

위 그림과 같이 양 눈동자를 위,아래로 36회 돌려 준다

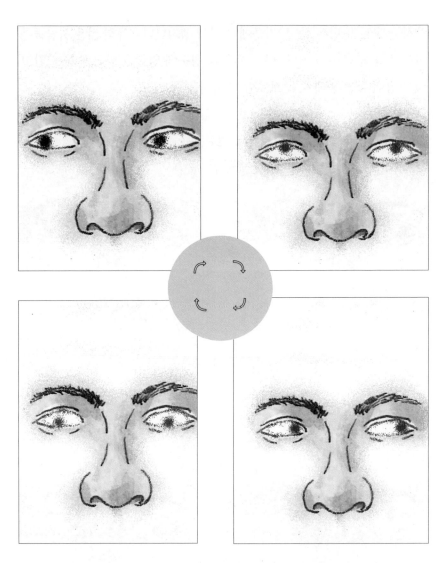

위 그림과 같이 눈동자를 우로 36회 돌려 주고 반대로 36회 좌로 돌려
준다. 그런 다음에는 양손을 부벼 따뜻한 손바닥으로 양 눈을 가볍게
마사지해 준다 .
효과: 눈의 피로는 물론이고 온몸까지 피로가 풀리고, 계속 지속하면
(하루 2회씩) 시력 또한 월등하게 좋아지고 눈에서 생기를 발산하게 된
다.

## 눈으로 본 관상법

눈은 그 사람의 기분이 깨끗한지 흐려져 있는지를, 혹은 그 사람의 운기(運氣)가 왕성한가 쇠약한가를 볼 수 있다. 눈매가 격한 사람은 그 기운도 사납고, 눈에 힘이 있는 사람은 현재 운세가 양호한 사람이다. 눈이 산만한 사람은 그 정신 또한 산만해 있고 눈이 탁(濁)한 사람은 현재의 운세가 쇠퇴해 있는 것을 의미한다.

눈이 안정되지 못하고 자주 움직이는 사람은 정신에도 안정감이 없고, 집안이 안정되지 못했거나, 상당한 연배이면서도 아내가 없는 사람이다. 항상 바쁘게 눈을 깜빡이는 사람은 마음의 안정이 없고, 사물에 대해서 끈기가 없으며 신경질적이고 때로는 파산하는 사람도 있다. 그러나 반면 재사형(才士型)이기도 하다.

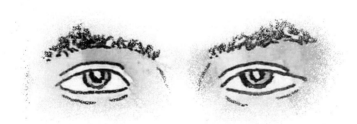

눈속의 검은 자위가 고동색이고 마치 원숭이 눈같은 사람은 자기 멋대로이고, 다른 사람에게 베풀 마음은 조금도 없고 남이 못되는 것을 기뻐하는 자인데, 자기 일은 대단히 잘하는 형이다.

또 눈이 깊이 패인 사람은 사물에 대하여 집요하며, 선에도 강하고 악에도 강하며 상당한 재능도 있어서 운세는 강한 편이면서, 인정 많은 사람이다.

눈이 크고 좀 튀어나온 사람은 처와의 인연이 변하기 쉽고, 끈기가 부족하며, 자손운도 약한 편이어서 한때는 대단히 가난하다.

눈이 약간 나온 편이고 곁눈질로 보며, 아래에서 위로 눈으로만 치켜보는 사람은 반드시 정신병을 앓을 것이다. 또 이 사람은, 자기의 잘못 생각으로 정신적 고통을 많이 받게 된다.

눈의 흰자위가 먼지를 뒤집어 쓴 것처럼 흐려진 사람은 마치 늙은 말이 짐을 잔뜩 싣고 괴로워하는 것과 같이 고생이 많고, 일이 좀처럼 잘되지 않는 상이다.

눈에 힘이 없고 약간 내민 눈에, 그러면서도 깨끗이 보이는듯 하면서도 자세히 보면 탁한 것 같기도 하고, 빛나는 것 같기도 한 이러한 눈은 별로 없으나  장님이 될 상이다. 이것은 눈뜬 장님을 보면 잘 알 수 있다.

눈의 검은 자위에 연기가 낀 것처럼 흐린 사람은, 머지 않아 병이 나거나, 혹은 커다란 고생 할 일이 생길 것이다. 또 검은 자위에 안정이 없는 사람은 보편적으로 도적질할 생각이 있다. 이것은  도둑놈의  눈을 보면 알 수 있다. 고양이가 살짝 볼 때와 흡사하고, 다만 이 경우에 예민하지 못한 것이 특징이다.

점치는 사람이 상대의 눈을 보았을 때, 서슴치 않고 크게 눈을 뜨는 사람은, 그 사람의 희망이 큰 것을 의미하고 있으며, 기분도 확고히 정해져 있으나, 개중에는 생활에 실패하는 사람도 있다. 이같은 경우에 눈을 감고 뜨지 못하는 사람은 아무 일에도 안심하지 못하고, 조그만 일에도 놀라고 끈기도 부족하다. 또 같은 경우에 서슴치 않고 눈을 뜨고서 관상가를 보면서 검은  자위가 아래쪽에 자리잡은 사람은 자기가 하고 있는 일을 남에게 말하는 일이 없고, 자기 감정을 남에게 말하지도 않는다. 그러나 이것이 여자인 경우는 결심이 약하고 의지가 박약하여 소심해져서 자기의 본심을 말하지 않는 것이다.

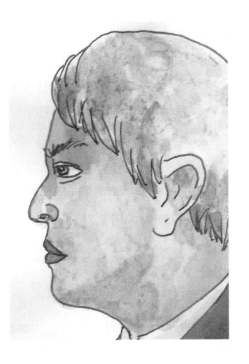

검은 자위가 언제나 윗쪽에 자리잡고 있는 사람은 야심가로서, 다른 사람에게 지기 싫어하는 성격의 소유자다. 그러나 때로는 일에 실패하는 사람도 있고, 직장인은 윗사람과 좀처럼 조화가 안 되는 경우가 있다.

여자로서 눈의 검은 자위가 언제나 윗쪽에 자리잡고 있는 사람은 정신병을 앓을 것이다. 더구나 남편의 인연도 바뀌고, 자손과의 인연도 희박하다. 눈이 특별히 큰 사람은 한평생 한 번은 실패한다. 대를 이을 수도 없으며 끈기도 모자라는 성격이다.

눈이 언제나 보통 상태이며, 힘이 있고, 말할 때에 눈의 검은 자위가 조금 아랫쪽으로 위치하는 사람은 성격적으로 끈덕지며, 생각하는 일도 크고, 재능도 있으나 나쁜 방면으로 진출하면 큰 일을 저지른다. 눈 속에 눈물이 고인 것처럼 물기가 있는 사람은 호색가(好色家)다. 그러나 색에 빠져 버린다는 것이 아니고, 때때로 외도를 한다는 정도이며, 이것은 아래 눈꺼풀이 두꺼운 사람에게도 해당된다.

눈의 동자(瞳子)가 작은 사람은 마음이 착실하고, 품행도 단정하며, 운세도 순조롭다. 이에 반해서 눈의 검은 자위가 큰 사람은 기분이 안정되지 못하고, 모든 일에 대해서 항상 망설이기 쉽고, 일도 제대로 잘 안되고, 고생이 많은 사람이며, 일에 끈기도 없다.

눈의 동자가 커졌다 작아졌다 하는 것이 빠른 사람은 마음의 안정을 잃고 매사에 망설이기 쉬우며, 고생도 많고, 일이 순조롭지 못하다. 즉 무엇을 하여도 끈기가 부족하기 때문에 잘 되는 일이 없다. 그러면 눈은 자기 몸에 대해서 어떤 의미를 가지고 있는가? 눈은 몸의 태양이고, 항상 깨끗이 하고 있으며, 자기 자신을 보호하여 준다. 눈은 자기의 기분을 가장 잘 나타내 주는 곳이어서, 입으로 말할 수 없는 일도 눈으로 알 수가 있다.

사람이 자고 있을 때는 그 사람의 마음은 어디로 나타나는 것일까? 그러면 깨어 있을 때는 어떨까? 그 사람의 마음은 눈에 나타난다. 그 사람이 자기라는 것을 생각지 않고, 다만 한 가지 일만을 생각하고 있을

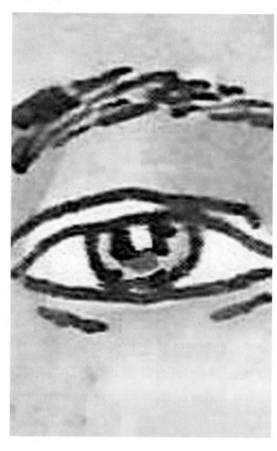

때 그 사람의 전 정력은 눈에 집중되어 있다. 그러므로 사람이 눈을 눈꺼풀로 닫았을 때는 아무리 뛰어난 관상가라 하더라도 그 사람의 가슴 속에 숨겨진 감정이 좋고 나쁜 것을 전부 알 수는 없다.

사람의 성(性)은 선(善)하다. 무념무상(無念無想)한 사람의 눈은 선을 나타내고, 신의 존재를 나타낸다. 이 신에는 선악(善惡)이 없다. 그러나 눈이 사람 마음의 표현이라면, 눈의 선악에 따라서 그 사람의 마음을 알 수가 있을 것이다.

여자로서 언제나 눈의 검은 자위가 윗쪽에 위치하는 사람을 정신병(히스테리)의 상으로 보는 것은 다음과 같은 이유에서이다.

여자란 항상 눈이 소박하고 유화(柔和)한 것을 길상이라 한다. 더구나 눈은 기분의 움직임을 강약으로 판단한다. 그러므로 검은 자위가 윗쪽에 위치해 있는 여자는 마음이 우울해서 마음의 안정을 잃고 있다고 판단한다. 정신장애(精神障害)에 걸린 여자는 눈의 안정을 잃고 있는 것이다.

관상가들이 상대의 눈을 볼 때, 서슴지 않고 눈을 크게 뜨는 사람이 야심가라는 것은, 눈에 힘이 있을 때는 두려울 것이 없고, 이 때문에 판단하는 사람이 눈을 보았을 경우에도 서슴지 않고 눈을 뜨는 것이고, 신기(神氣)가 강하다고 한다. 즉 자기의 마음이 확고한 사람이 야심가라는 것은 당연한 일이다. 눈 속에 먼지가 낀 것처럼 흐려져 있는 사람이 현재 고생이 많다는 것이다. 눈을 태양으로 생각했을 때, 하늘이 흐려져 있는 것 같아서, 이것은 사람의 신체에 해당시켜 생각하면 마치 고생이 많은 때이므로, 눈이 그와 같은 상을 나타내는 것이라고 판단된다. 또 눈이 움푹 패인 사람이 신장(腎臟)의 활동이 약하고 정신의 안정이 없다는 것은, 신장이 강하면 눈언저리에 살이 있고, 자연 침착하게 보이는 것이다.

반대로 신장의 활동이 약한 사람은 눈 주위에 살이 없고 깊이 패이며, 그 때문에 발전의 기(氣)를 잃고 나아가서는 자기가 타락하여 정신의 안정을 잃는 것이다.

눈의 검은 자위가 상하좌우로 움직이는 사람이 도벽이 있다는 것은 눈이 자기의 마음을 보충하여 주는 것으로 유족의 관이라고 부른다는 것은 앞에서 말한 바 있다. 눈이 올바른 사람은 그 마음도 정직하고 눈이 과격하게 움직이는 사람은 그 정신도 바르지 못하므로서 이 때문에 도벽이 있다고 판단하는 것이다.

눈이 크게 불거진 사람은 끈기가 없고, 반대로 누가 보아도 좋은 눈을 가진 사람은 마음도 정직하고 끈기도 있다.

이와 같이 모든 것이 눈에 의하여 그 사람의 안정을 볼 수가 있다. 눈이 불거진 사람은 마음의 안정도 없으며 그 때문에 실패하는 일도 있는 상이다.

눈 속에 항상 눈물이 고여 있는 것 같은 사람이 여색을 좋아하는 것은 그 눈물을 신장의 활동으로 보니까 이 신장의 활동이 언제나 지나쳐서 여색을 좋아한다고 판단하는 것이다. 이것이 눈에까지 나타난 경우를 음란의 상(淫亂相)이라고 본다.

눈의 검은 자위가 안정감이 없이 떴다 감았다 하는 사람은 마음이 안정되지 못한 사람이며 반대로 자기 의지가 확고한 사람은 검은 자위가 자연히 안정되고, 또 불안정한 사람은 숨 쉴 때마다 눈의 검은 자위에 변화를 볼 수 있다. 이 때문에 매사에 끈기가 없고, 무슨 일에 대해서나 망설이는 편이다.

눈의 검은 자위 부분에 연기가 낀 것처럼 흐린 사람이 머지않아 병이 난다는 것은, 마음이 부풀어 있는 사람은 눈에도 힘이 있고 건강하기도 하나, 건강을 잃었을 때는 정신이 불안정하여 그것이 눈에 나타나기 때문이다.

눈이 고동색이고 원숭이 눈과 같은 사람은 제멋대로이고  남에게 베풀 줄 모른다. 원숭이와 같은 짐승들이 먹을 것을 발견하였을 때 자기만 먹고  남에게 나누어 주는 일은 없으므로, 먹이를 얻기 위해서는 밤낮으로 돌아다니며 자기 본능을 만족시키는 것이다.

인간에게도 이런 눈을 가진 사람은 자기 일에는 맹렬히 힘쓰나 남에게 베푸는 일이라든지, 일은 하기 싫은 앞에서 말한 원숭이와  같은 것이다.

눈을 깜빡이는 사람이 초조하고 마음의 안정이 없다는 말은, 무엇을 본다는 일은 상당한 정신력을 필요로 하는데, 정신이 강한 사람은 물건을 보는 데도 깜빡이지 않고 응시할 수가 있다. 그러나 끈기가  없는 사람이나 초조한 성격의 사람은, 자기의 결점을 남에게 알리지 않으려고  깜빡이는 것이다.

## 눈썹으로 본 건강

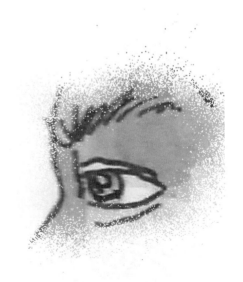

눈썹은 형제의 일이나 자손의 일, 혹은 친척의 일을 판단한다. 이것은 털이 자기의 혈액에 관계가 있는 데서부터 내려진 것이다.

눈썹이  눈보다 긴 사람은 자식 복이 희박하다고 판단한다. 눈썹이 눈보다 짧은 사람도 자식복은 없고, 따라서 자손이 적은 것을 뜻한다. 또 자녀가 있다손치더라도 그다지 믿을 수 없다.

눈썹은 얼굴 윗쪽에 있어서 정해진 형상이 없고, 도중에 형상이 바뀌는

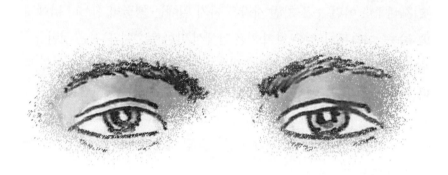

경우도 있다. 거기에서 눈썹을 구름에 비유한다. 그러므로 눈썹이 어지럽게 나서 안정감이 없는 것은, 하늘에 마치 구름이 모여 있는 것 같은 것이다. 어느 때는 추위, 더위, 비, 바람도 순조롭지 못하고, 이런 일은 자연계에 사는 자로서는 커다란 괴로움이고, 만약 하늘에 마음이 있다고 하면, 하늘에 있어서는 괴로움이 된다. 거기서 우리들 인간에게 있어서는 눈썹이 어지럽게 나고 안정을 잃은 경우에는 반드시 재난이 있을 것으로 본다. 이 때문에 생기는 마음의 고통은 대단한 영향을 받는다.

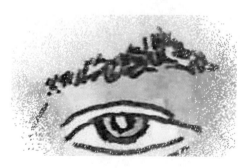

말할 때에 눈썹이 움직이는 사람은 윗사람과 의견이 안 맞는 일이 많고, 부모의 뒤를 이

을 수도 없다. 또 때로는 파산하는 일도 있다.

눈썹의 꼬리가 축 처진 사람은 자비심이 깊고 눈물이 많아서, 어떤 조그만 일에도 만족하는 성격을 가지고 있다. 눈썹이 두텁지 않고 길쭉길쭉한 눈썹은 장남상이다.

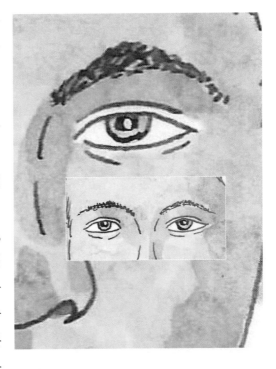

눈썹이 대단히 엷은 사람은 육친과 친척에 인연이 없고, 더구나 두령운(頭領運)을 갖지 못했다.(3번째)

눈썹의 털이 굵고 검으며, 언제나 어지럽게 난 눈썹을 가진 사람은 반드시 파산한다. 비록 초년운이 좋은 사람이라도 한 번의 큰 실패로 인하여 큰 고생을 한다. 육친과 친척간의 융화도 안 되고, 자기 자식에게도 인연이 없으며, 평생을 통하여 금운(金運)도 좋지 않다.

눈썹 위에 눈썹이 걸쳐서 세로줄이 있는 사람은 자기 자식에게도 인연이 희박하고, 육친과 친척, 혹은 손아래의 일로 평생 고생이 많은 운이다.

눈썹털이 위와 아래에서 얼싸안은 것처럼 난 사람은 그 사람의 생명이 짧음을 뜻한다. 혹은 자기의 잘못된 생각으로 고생을 사서 하는 일이 많든가, 아무튼 안정성이 없고 만족한 생활을 보낼 수가 없다.

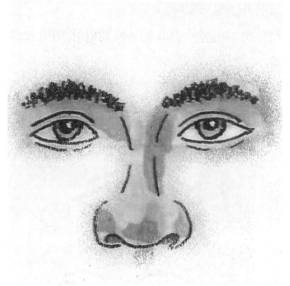

눈썹꼬리가 듬직하
게 안정돼 있는 사람
은 장명한다. 노인의
눈썹을 보면 알 수 있
는 바와 같이, 장명의
상은 모두 그렇다. 젊
은 사람이라도 이런
눈썹을 가진 사람은
이같이 생각해도 틀
림없다.

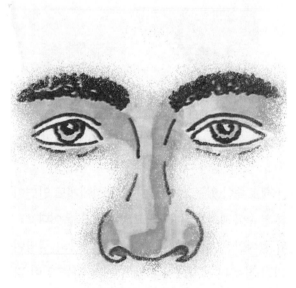

눈썹이 가지런하지
못하고 서 있는 사람
은 그 사람의 가정이
원만치 못한 상이고,
가장으로서의 힘이
모자라는 것이다. 이
런 상은 자기의 기분
도 안정이 안 되고, 직
업도 안정되지 않는
것이다.

눈썹이 눈과 눈 사이에서 난 사람은 처와의 인연이 희박하고, 처를 바꿀 뜻을 가지고, 부부가 금슬이 좋다고 할 수 없다. 자기 성격도 성급해서, 그것 때문에 성공이 대단히 느리

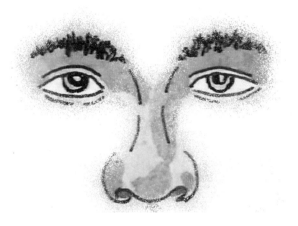

다. 평생 눈썹이 가늘던 사람이 어느 시기부터 눈썹 폭이 넓어지는 일이 있다. 이것은 그 때쯤부터 운이 좋아지는 것을 나타내는 것이다.

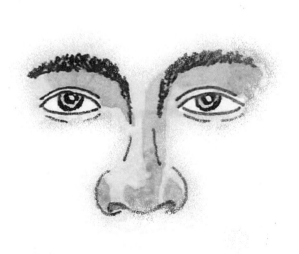

눈썹꼬리를 인상의 말로 복당(福堂)이라고 부른다. 여기에 솜털 같은 눈썹 털이 8-9개쯤 뻗쳐 있을 때는 그 사람의 운세가 당분간은 좋고, 그 털이 오그라들 경우에는 사물이 모두 수습할 수 없게 된다. 이 때문에 자기의 기분도 위축되어 버릴 것이

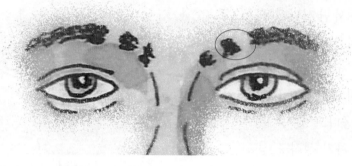

므로 충분히 주의하여야 한다.

눈썹 속에 흠이 없는 데도 눈썹이 가운데서부터 쪼개진 것처럼 된 형상은 육친이나 친척과 친하게 교제하지 않는 상이고, 보통 사람도 육친과의 생이별 상이며, 사별할 때는 반드시 눈썹의 가운데가 끊어지는 것 같은 상이 나타난다.

눈썹의 형상은 굵고 듬직하게 생긴 편이 그 사람의 운세가 강한 것을 의미하고, 눈썹의 형상이 가늘은 경우에는 운세도 약한 것이다. 그러나 눈썹이 대단히 짙고, 밑의 살이 보이지 않는 상은 나쁜 상으로서, 이 사람은 파산하는 경우도 있다. 눈썹털이 대단히 굵은 사람도 먼저와 같은 판단을 할 수 있다.

눈썹 위로 곤두선 금이 있는 사람이 자식복이 나쁘다는 것은, 눈썹은 자손운을 보는 데서, 이 세로금이

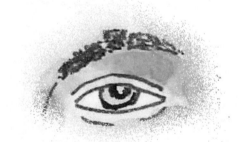

꿰뚫을 때는 자손운을 파괴하는 결과가 되고, 그 때문에 자손운도 나쁘다고 본다.

눈썹꼬리가 천천히 아래로 쳐진 사람의 수명이 길다는 것은 눈썹을 보수관(保壽官)이라고 하는데, 이것은 눈썹의 이름이 아니라, 눈썹꼬리가 듬직하게 하늘에서 내려올 때는 마치 하늘에서 수명을 받은 것 같은 것으로서, 이것은 보수(保壽)의 관(官)이라고 부르는 것이며, 그 때문에 장명의 상이라고 본다. 또 그것을 눈썹이 위와 아래에 얼싸안은 것 같이 난 때는 보수의 관을 공격하는 것 같아서 단명의 상으로 보는 것이다.

눈썹이 눈과 눈 사이에서 난 사람의 부부 사이가 좋지 않은 것은, 눈을 좌우의 음양(陰陽=男女)이라 하여, 눈과 눈과의 사이에서 눈썹이 난다는 것은 마치 그 음양의 가운데를 이간시키는 것 같아서 이 때문에 부부로서의 음양의 교통이 나쁘고 자연 자손운도 신통치 않은 것이다. 부부 사이가 좋지 않으면 자손을 만족스럽게 양육할 수도 없는 것이다.

말할 때 눈썹이 움직이는 사람이 윗사람과 의견이 맞지 않는다는 것은, 이마는 손 위의 일을 판단하므로 눈썹이 움직일 때는 이마도 같이 움직이는 것이다. 이 때문에 윗사람과 의견이 맞지 않는 상으로 보는 것이다. 눈썹꼬리가 아래로 쳐진 사람은 무슨 일에나 만족하기 쉬운 성격의 소유자다.

# 귀를 통해 본
# 건강과 운동법
# 그리고
# 귀를 통해 본 관상

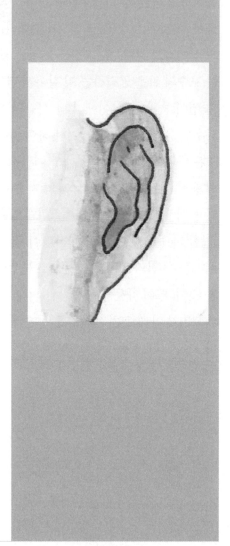

우리 몸의 오장육부 중에서 귀를
총 주관하는 것은 신장이다.
또한 귀는 머리의 활동을 나타낸
다.

# 귀로 본 건강

우리의 귀는 오관의 바탕이 되고 심성과 음덕의 근본이 되며 생명력의 뿌리다. 귀는 뇌수를 관장하고 가슴을 통하여 마음을 다스리기 때문에 사람의 품성과 덕망과 인정 등을 볼 때는 귀를 살펴야 한다는 말이 있다.

우리 몸의 오장육부 중에서 귀를 총 주관하는 것은 신장이다. 따라서 신장의 기운이 왕성하면 귀가 밝고 총명하며, 신장의 기운이 허하면 귀가 어둡고 머리가 혼탁해진다. 인물학에서는 귀가 두텁고 단단하며 높이 솟고 길면 전체의 기운이 왕성하여 장수할 상이라고 보고 있다. 이처럼 전체적으로 귀를 주관하는 것은 신장이지만 귓바퀴는 담이, 귓밥은 위장이, 고막은 폐가, 귓구멍은 신장이 각각 맡아서 다스리고 있다.

귓바퀴는 고막을 보호하고 소리가 잘 들리도록 모아주는 역할을 한다. 귓바퀴가 빈약하거나 색깔이 검은 사람은 담의 기능이 약한 경우가 많으며, 담의 기능이 왕성한 사람은 귓바퀴가 윤택하고 탄력성이 있다. 대체로 귓바퀴는 뒤집히지 않고 둥글면서 단정하게 생겨야 좋다고 본다.

귓밥은 귓바퀴와 마찬가지로 고막을 보호하고 소리가 잘 들리도록 도와준다. 귓밥이 두툼하고 풍만한 사람은 위장기능이 왕성하며 반대로 귓밥이 없는 사람은 위장기능이 약할 뿐만 아니라 성격이 급하고 냉정한 경우가 많다.

고막은 미세한 흔들림으로 외부의 소리를 내이에 전달하는 얇은 막으로 되어 있다. 폐는 모든 소리를 주관하는 장기이기 때문에 폐에 이상이 생기면 소리가 잘 안 들리는 등 고막에 영향을 미칠 수 있다.

귓구멍은 귀의 주인이라 할 수 있다. 외부의 모든 소리는 고막이 신장 경맥에 충격을 주며, 심장의 경맥과 합심하여 복부로부터 직접 뇌에 전달을

하게 된다. 귓구멍이 깊은 것은 소리를 분산시키지 않고 순수한 그대로 전달하기 위함이다.

왼쪽 귀는 왼쪽 신장에, 오른쪽 귀는 오른쪽 신장에 각각 해당되며 아울러 낮의 소리는 왼쪽 귀가, 밤의 소리는 오른쪽 귀가 주로 담당을 한다. 따라서 아름답고 좋은 소리는 결국 신장을 보호하는 것이 되며 각종 소음과 나쁜 소리는 신장의 기운을 해치는 것이 된다.

이후고골이란 귀 뒤쪽에 볼록하게 튀어나온 부분을 지칭하며 역시 신장이 주관을 한다. 이후고골의 안에는 뇌의 총본부가 있으므로 이 부분을 잘못 맞아서 고막이 터지면 목숨을 잃기도 한다

귀는 본래 다른 피부에 비해 차고 둔하기 때문에 사람들은 뜨거운 것을 만지면 자기도 모르게 손으로 귀를 잡게 된다. 대신 토끼와 같은 동물은 귀를 통해서 열을 발산하기 때문에 몸집에 비해 귀가 매우 크다. 털이 많이 달려서 생긴 열을 귀로 분출하기 위해서이다.

귀의 건강을 위해서 가장 중요한 것 역시 원활한 혈액순환이다. 따라서 매일 아침에 일어나면 손가락으로 귀를 마찰시켜 주는 것이 좋다. 그 방법은 집게 손가락과 가운데 손가락 사이에 귀를 끼우고 귀뿌리를 아래 위로 왕복하며 문지른다. 특히 신장이 약한 사람들은 중이염 등과 귓병이 많이 생기는데 이러한 것을 방지하기 위해 귀를 만져 주어 혈액순환을 활발히 촉진시켜 줘야 한다.

귀는 자기 스스로 움직일 수 없는 곳이기 때문에 수시로 만지고 마찰을 시켜 주는 것이 좋다. 특히 귀의 혈관들은 신장으로 연결되어 있기 때문에 이러한 운동은 곧 신장을 보호하고 튼튼히 하는 일이 된다.

# 귀의 운동법

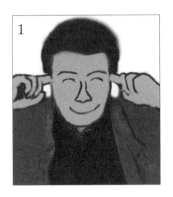

1. 그림과 같이 양손가락 2지를 귀구멍 깊숙히 넣어 꽉 막았다가 밖으로 뺀다. 이렇게 8회 반복.

2. 양 손으로 귀의 전체를 주물러 준다. 약 10-20초 실시한다.

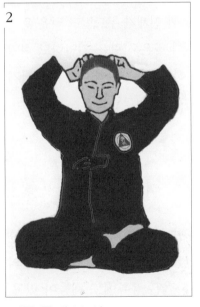

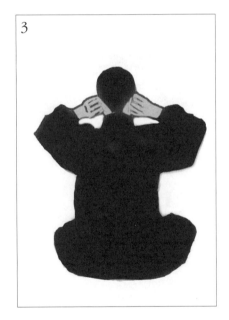

## 귀를 통해 본 상

3. 그림과 같이 양손가락으로 이마에서부터 머리 빗질하듯이 손톱으로 뒤로 훑어 내려간 뒤 귀 끝에서 힘을 주어 귀 끝을 튕겨 준다.
이렇게 8-16회 실시한다.

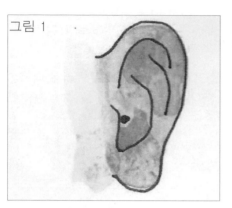

그림 1

귀는 머리의 활동을 나타낸다. 귀가 윗쪽으로 뻗힌 사람은 대단히 머리가 좋은 사람으로서, 재능도 있고 기억력도 좋다. (그림1)

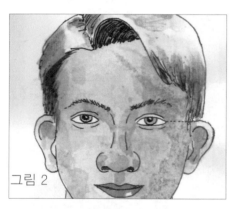

그림 2

귀 전체가 부드럽고 낮은 위치에 붙은 사람은 기억력도 희미하고, 무슨 일에 대해서나 끈기가 없다.(그림 2)

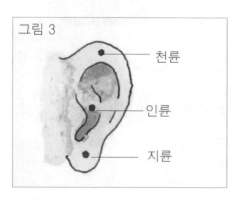

그림 3

천륜

인륜

지륜

귀가 낮고 제일 윗부분의 천륜(天輪)이 오그라진 것 같은 꼴의 사람은 풍류에도 재능이 있고, 이 방면에서의 기억력은 대단히 좋다. 귀의 인륜(人倫)이 나와 있는 사람은 스스로 집을 나가 육친과는 함께 살 수 없다. 육친이

재산을 가지고 있어도 자기 것이 못되고, 그 때문에 아우의 상이라고 본다. 현대의 법률로서는 재산의 분배 제도가 변화하여 있으므로 이 점을 판단하지 않는 편이 좋을 것이다.

　귀 전체가 단단한 사람은 다른 부분이 궁핍한 경우에도 가능한 판단을 하지 않고, 노력 여하에 따라서는 성공하는 상으로 본다. 평생 위험한 경우에 직면하여서도 거기서 피할 수가 없다. 귀가 작은 사람은 이상도 작고 조그만 일에도 잘 놀란다. 그러나 귀는 작아도 시원시원한 귀의 사람은 지혜가 있는 사람이다.

　귀가 크고 윗쪽으로 붙어 있는 사람은 반드시 자기 사업으로 성공하고, 남에게 고용되지 않고, 지혜나 재능도 있고 용기도 있어서 운세가 강하고 상당히 성공한다. 또 귀가 크고 단단한 사람은 남에게 친절하고, 자기 자신은 운세가 강하고, 저명한 사람이 될 상이다.(그림 3)

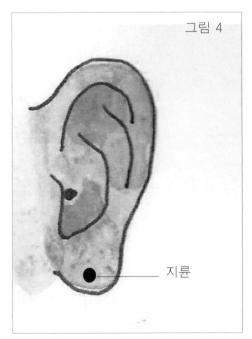

그림 4

지륜

　귓밥(地輪)이 큰 사람은 비록 인격은 원만하여도 크게 발전하지 못하고, 또 그다지 재능도 없다. 그러나 얼굴이 뚜렷하고 머리가 좋은 사람은 재능도 있고 크게 발전할 수가 있다.

　귓밥이 없는 것 같은 사람은 재능은 갖고 있으나 기분은 초조하기 쉽고 노하기 쉬운 사람이다.(그림 4)

귀를 채청관(探官)이라고 하는 것은, 귀는 신장(腎臟) 활동의 강약을 나타내는 곳으로서, 모든 소리를 듣는 곳이므로 청사(事)를 캐낸다는 뜻은 채청관(探官)이라 하는 것이며, 귀가 안 들리면 상대의 이름을 알 수도 없는 것이다. 사람이 나이 들어서 신장의 활동이 약해지면 귀도 멀어지고, 귀가 멀어지면 지혜의 활동도 둔해져서 우둔해진다.

귀의 인륜이 나온 사람이 부모의 뒤를 계승하지 못한다는 것은, 귀에 천인지(天人地)가 있어서 천은 아버지, 지는 어머니, 인륜은 자기다. 또 귀에는 곽륜(郭輪)이 있어서 곽은 부모이고, 중륜(中輪)을 자기로 본다. (그림 5)

귀가 단단한 사람은 궁핍하드라도 노력에 따라 성공하는 것은 귀는 신장 활동의 표현으로서 귀가 단단하다는 것은, 신장의 활동이 강한 것을 의미한다. 신장이 충분히 활동하면 건강하고 크게 힘쓸 수 있으며 인간이

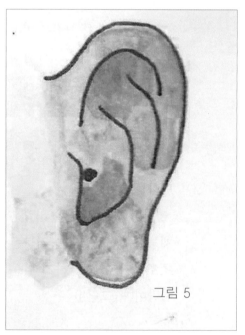

그림 5

일하고 있으면 운이 돌아오는 것은 당연하다. 또 귀가 수성(水性)에 속하고 귀가 단단하다는 것은, 금속(金屬)에 속하는 데서 금생수(金生水)가 되어 서로 발생하여 가는 이치에서 힘차게 되는 상으로 보이며, 이것을 가지고 보아도 좋은 상이라고 할 수 있다.

귓밥이 없는 것 같은 사람은 초조하며 성내기 쉽고, 귓밥

이 통통하게 둥근 사람이 생각하는 것도 원만한 것은, 귀는 신장의 활동을 나타내는 부분으로서 물(水)로 본다.

그러므로 귓밥이 통통하게 둥근 사람은 신(腎)의 좋은 상태를 보이는 것이므로 그렇게 되면 부푼 마음을 누르고 초조함을 흘려 버린다는 데서 원만한 생각을 가지고 있는 사람이라고 본다.

# 코를 통해 본
# 건강과 운동법
# 그리고
# 코를 통해 본 관상

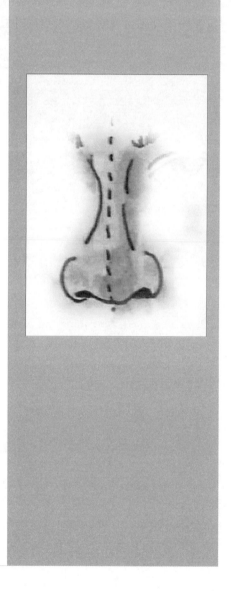

코를 주관하는 장기는 폐다.
코는 얼굴의 대들보이며 산소
를 들이마시고 탄산가스를 내
보내는 중요한 곳이기도 하다.

코는 얼굴의 근본되는 기관으로 삼고 있다. 얼굴의 한가운데 우뚝 솟아 '나 자신'을 상징하고 호흡을 관장하는 코는 집에다 비유할 때 대들보나 기둥과 같은 존재이므로 비뚤어지거나 구부러져서는 안 된다.

이러한 코를 주관하는 장기는 폐다. 따라서 폐는 호흡을 하는 두 가지 기관, 즉 코와 피부를 주관하고 있는 셈이다. 코의 부위 중에서도 특히 콧구멍이 가장 중요하며 콧구멍이 있음으로 해서 폐를 살리는 것이라 할 수 있다. 우리 몸에 두 개의 콧구멍이 뚫려 있는 것은 바로 호흡을 하기 위해서이며 산소를 마시고 탄산가스를 내보냄으로써 우리가 살아갈 수 있는 것이다.

이처럼 가장 중요한 콧구멍은 폐가 관장을 하지만 콧기둥은 위장이 관리하고 콧속의 콧털은 신장이 관리를 한다. 따라서 코의 바깥 주위에 무엇이 나거나 황색을 띠거나 하면 위에 이상이 있는 것이지만 그 외에 코와 관련된 호흡 또는 콧물, 코막힘 등의 이상은 기관지 계통이나 폐와 연관된 것이다.

두 개의 콧구멍 중에서 왼쪽 것은 주로 낮의 외부 공기를 많이 들이쉬고 내부의 기운을 내보내며, 오른쪽 것은 밤의 공기를 많이 들이쉬고 내부의 기운을 내보내는 역할을 한다. 따라서 콧구멍이 막히더라도 오른쪽보다 왼쪽이 막히면 그만큼 신선한 공기를 적게 마시는 셈이 되므로 더 불리하다고 볼 수 있다.

코를 통해 호흡을 할 때 중요한 역할을 하는 것이 콧털이다. 우리 몸 속에 있는 폐는 차가운 것을 아주 싫어하고 약 18~22°C 상태의 약간 서늘한 것을 좋아한다.

폐는 특히 민감하고 조심스러운 기관이기 때문에 차가운 외부공기를 장시간 계속해서 맞게 되면 큰 타격을 입는다. 그 증거가 기침이다. 그러므로 폐를 튼튼하게 보호하기 위해서는 맑고 깨끗한 18~22°C 정도의 공기를 항상 호흡하는 것이 좋다. 그러나 이러한 상태를 항상 유지한다는 것은 매우 힘든 일이므로 이 때 콧털이 중요한 역할을 하게 되는 것이다.

코를 건강하게 하는 방법으로는 양쪽의 중지로 코를 아래위로 마사지해 주는 방법, 집게 손가락으로 코밑을 좌우로 비비는 방법 등이 있다. 이렇게 함으로써 코 속이 훈훈해지고 기능이 원활해져서 감기를 예방함과 동시에 건조한 호흡에 도움을 줄 수 있다. 이처럼 외부로 나타나는 코는 위장이 주관을 하지만 내부적으로 코의 가장 중요한 기능인 호흡을 관장하는 것은 폐이며 또한 콧털은 신장이 관장한다는 것을 살펴보았다. 만일 다른 사람에 비해 코피가 잘 나고 콧물이 잘 나오고 코가 막히고 콧속이 잘 헐고 알레르기성 비염이나 축농증이 있다면 이 모든 병은 폐의 기능이 원활하지 못한 데서 기인된 것이므로 외부적으로는 적당한 온도를 유지해 줌과 동시에 맛사지 등으로 기능이 원활해지도록 도와 주고 내부적으로는 폐를 건강하게 다스리는 처방을 써 줘야 할 것이다.

## 코 건강 운동법

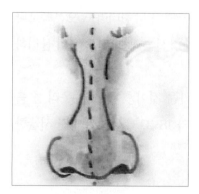

그림1

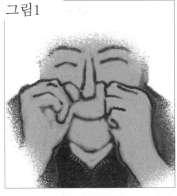

1. 그림과 같이 양쪽 2지 첫마디로 양 코 가장자리를 위로 아래로 올렸다내렸 다한다. 8-16회 실시

그림1

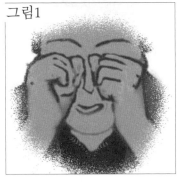

2. 한쪽 2지 손가락 등으로 인중과 코 밑을 옆으로 좌우로 비벼 준다 감기, 비 염, 기관지, 폐 등에 큰 효과를 본다. 8-16회

그림2

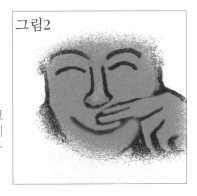

그림2

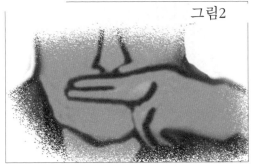

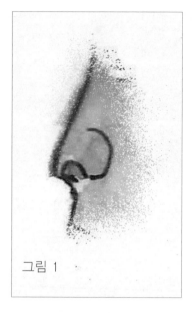

그림 1

코는 그 사람의 운세를 대강 의미하는 곳이어서, 성격 등도 다음과 같이 잘 나타나 있다.

코가 낮은 사람은 생각하는 것도 저급(低級)하지만 사교성이 있다. 그러나 희망하는 것은 극히 작은 것으로서, 가문이 좋은 사람들이 코가 낮은 사람은 드물고, 천한 사람들 중에는 납작코가 많은 법이다. 가령 가문은 좋은데, 코가 낮은 사람은 이상도 없고 희망하는 것도 좁아서 훌륭한 대를 이어 버젓한 인생을 보낼 수 없다. (그림 1)

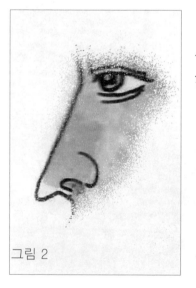

그림 2

코에 살이 없이 마른 사람은 그 사람의 신체도 말라서 인생에 있어서도 고생이 많은 사람이다.(그림 2)

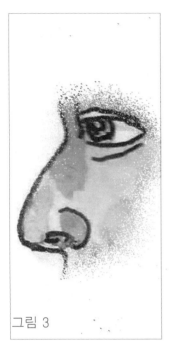

그림 3

코가 두툼하고 길게 보이는 사람은 반드시 그 사람의 노력에 상응한 성공을 할 수 있고 재능도 있다. 더구나 수명도 장수할 수 있으며 남의 뒤를 돌봐 주는 입장에 놓이게 된다.(그림3)

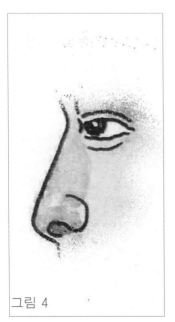

그림 4

코가 보통인 사람에 비해서 짧게 보이는 사람은 생활도 어렵고, 성격도 조급하며 수명도 짧다. (그림4)

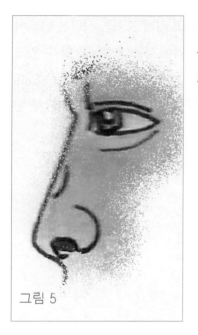

그림 5

코에 상처가 있는 사람은 평생에 한번
은 실패하는 일이 있고, 자손운에도 문
제가 있다.(그림5)

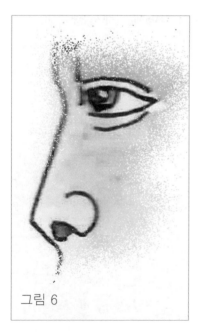

그림 6

코가 얼굴에 비해서 작은 사람은 이상
도 작고, 생각하는 일도 작아서 고생 많
은 인생을 보낸다.(그림6)

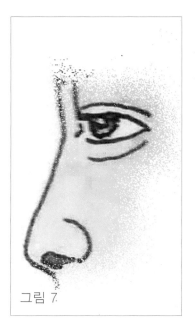

그림 7.

그러나 얼굴에 비해서 두툼하게 살이 붙어 있으면 운세도 강하고 행복한 인생을 보낸다. (그림 7)

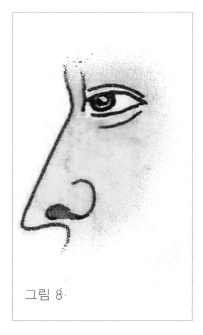

그림 8.

코는 높으나 살이 얇아서 끝이 뾰족한 사람은 자기가 하려고 하는 일을 좀처럼 완성할 수 없다. 상당히 진척되었다가도 망쳐버리는 것이다. 더구나 자손, 육친, 친척에도 인연이 희박하다. 코끝이 아래로 처진 사람은 물건을 낭비하지 않고, 알뜰하고 규모 있게 사용하므로, 자연 생활에도 어느 정도 여유가 있어서 즐겁게 인생을 보낼 수 있다. 그러나 성격적으로 다소 인색한데가 있다.(그림8)

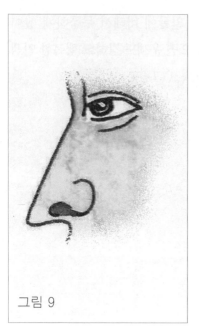

그림 9

코가 눈썹과 눈썹 사이(印堂)가 넓은 사람은 물건을 특별히 아끼지 않는다. (그림 9)

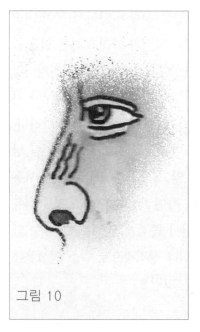

그림 10

코에 주름과 같은 가느다란 세로 금이 많은 사람은 생애를 통하여 고생이 많고 자손에도 인연이 희박해서 살림을 차리는 것이나 직업의 안정을 얻는 시기가 늦다. (그림 10)

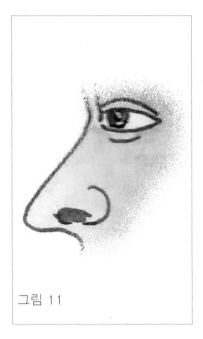

그림 11

코가 유별나게 크고 높은 사람은 처자식에 인연이 희박하다. 비록 표면적으로 안정된 듯한 생활을 하고 있는 사람도 속으로는 의견이 맞지 않고, 또 의지할 형편도 못된다. 더구나 이 사람은 생애를 통하여 한번은 큰 실패를 할 것이다. (그림 11 )

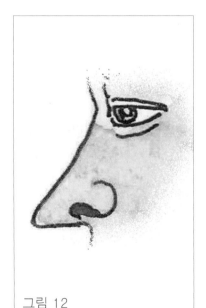

그림 12

코의 살이 특별히 단단한 사람은 고집쟁이다. 그러나 수명은 길다.

코에 살이 말라서 뼈가 겉으로 튀어나온 것 같이 보이고 끝이 뾰족한 사람은 부모의 대를 잇지 못한다. 자기의 생각하는 바가 크고, 그 때문에 필요 이상으로 참아서 자기 자신을 괴롭힌다. 때로는 커다란 실패를 초래할 것이다. (그림 12 )

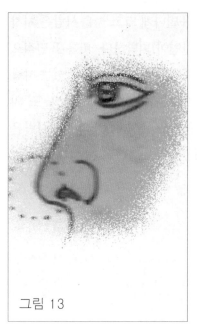

그림 13

코에 살이 충분히 있고 특별히 높으며 코 끝(준두=準頭)이 빨간 사람은 처자식에 인연이 희박하고, 비록 있다고 해도 자식에게 의지 하지 못한다. 처와의 사이도 화목한 생활은 바랄 수 없으며 고생 많은 생활을 보내기 쉽다.
(그림 13)

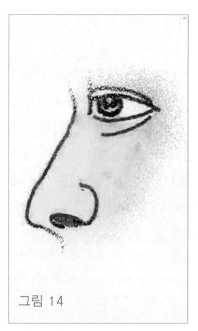

그림 14

코뿌리가 뚜렷한 사람은 운세가 대단히 강하고, 만약 궁지에 몰린 경우에도 대개는 구원자가 나타나 그 장면을 모면하게 된다. 가령 얼굴의 다른 부분이 궁상(窮相)인 경우에도 어려움에 처하지 않고, 노력에 따라 성공을 할 수 있다. 코뿌리가 없는 사람도 많이 있다. 차 안에서나 혹은 같은 직장에서 일하는 동료 가운데서도 볼 수 있다.
(그림 14)

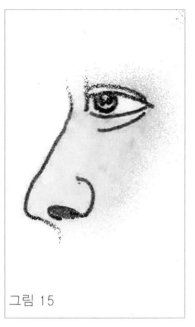

그림 15

이 사람은 운세도 약하고 자손과도 인연이 희박하여 쓸쓸한 인생을 보내기 쉽다. 코가 참으로 부드럽게 보이는 사람은 그 마음도 솔직하고 인정 많은 성격이다. (그림 15 )

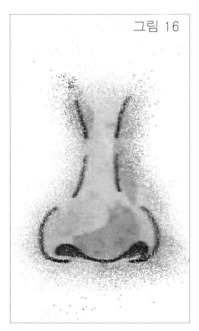

그림 16

코는 높으나 얼굴 주위의 상이 엷어서 깎아낸 듯한 느낌을 주는 사람은 이상이 높은 사람이다. 그러나 남에게 호감을 못 사고 아내와의 인연도 변하기 쉽고 고독하다. 콧날이 구부러져 있는 사람은 평생 부침(浮沈)이 심하고, 때때로 위험한 다리를 건너는 일이 있는 사람이다. (그림 16 )

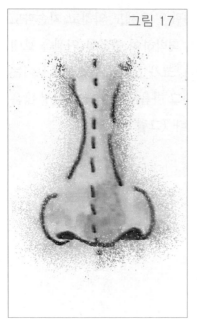

그림 17

코에 마디가 있는 사람은 부모의 계승을 못한다. 또한 코뿌리가 뚜렷이 패인 사람도 부모의 계승을 못한다. (그림 17)

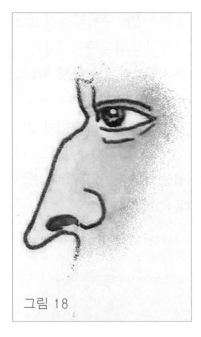

그림 18

코뿌리가 뚜렷이 패인 사람은 자기의 의류(옷)에 대해서도 귀찮을 정도로 풍부하다. 이에 반하여 코뿌리가 없는 것 같은 사람은 입는 것도 개의치 않는다. 따라서 옷에도 인연이 없다. 코가 또렷하고 긴 사람은 코 뿌리도 거기에 알맞게 또렷이 살이 있다. 이와 같은 코로 사마귀나 흠이 없으면 직장인으로써 성공한다. 또 집안에도 걱정거리나 재앙이 적어서 반드시 성공한다. 코가 작고 살이 없어서, 그 때문에 코 끝이

뽀족한 사람은 고생도 많고 자손에도 인연이 없다. ( 그림 18 )

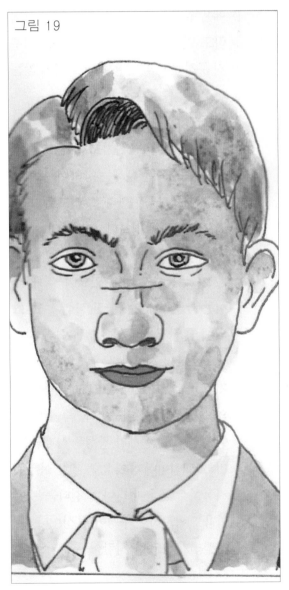

그림 19

콧등 가운데 옆으로 금이 있는 사람은 평생에 한번은 큰 실패를 할 것이며, 이 옆금은 자연히 생긴 것을 판단하는 것이지, 흠 같은 것을 다른 판단을 할 수도 있다. 코를 풀고 언제든지 위로 닦아내는 사람은 자연히 이런 옆금이 생긴다.

들창코로 콧구멍이 마주보는 듯이 보이는 사람은 윗사람과 좀처럼 의견이 맞지 않는다 이런 상을 가진 사람은 타향살이하는 사람이 많고 돈을 쓸데없이 써버리는 습성이 있다.

( 그림 19 )

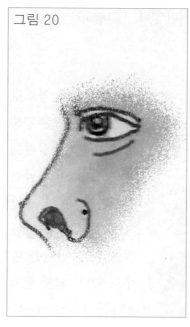

그림 20

코가 버젓하고 콧날이 분명한 사람은 윗사람의 신뢰도 받고, 윗사람으로부터 발탁되어서 자연히 많은 사람들 위에서 활약하게 된다. 이런 코라고 하더라도 얼굴 전체의 느낌이 조화를 이루지 못하면 이와 같은 판단을 하지 않는다.

콧구멍이 넓은 사람은 끈기가 부족하고 수명도 짧다. 사자코같이 코 끝만 높게 된 사람은 운세는 강하여, 노력에 부응하는 성공을 한다. 그러므로 그 성격도 선악간에 강하다. (그림 20)

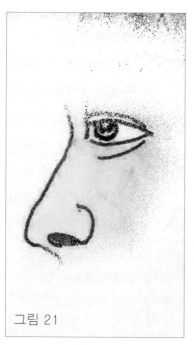

그림 21

코가 두툼하고 살이 있으며, 길게 보이는 코뿌리에도 상당한 살이 붙고, 그 위에 검은 점이나 흠이 없는 사람은 직장인으로써 성공한다는 것은, 코는 자기의 몸을 대표하고, 코의 살을 자기의 운세로 보기 때문이다. 즉 살이 붙어 있는 코는 운세가 왕성한 상태를 의미하고, 점이나 흠이 없는 것은 아무런 지장이 없음을 나타나며 길다는 것은 마음도 확고하여 수명이 긴 상이다. 코뿌리가 또렷한 사람이 운세가 강하다는 것은, 좌우의 코뿌리를 정위(廷尉)라 하고, 코를 난대(蘭台)라고 부르고 있기 때문이다.

코뿌리가 두툼하고 뚜렷한 사람은 천자(코, 자기)를 수호하는 사람들이 갖추어져 있다는 것을 의미한다. 그 때문에 강자의 옥천은 위엄이 있는 것으로써, 인간에 맞춰 생각했을 경우에도 운세가 강하다. ( 그림 21 )

# 입을 통해 본
## 건강과 운동법
### 그리고
# 입을 통해 본 관상법

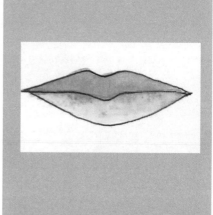

입은 바다를 상징하며 생명의
소중한 끈으로 우리의 오관 가
운데서 출납관을 말한다.

## 입을 통해 본 건강

입은 음식을 먹고 마심으로써 생명을 유지하는 소중한 기관으로서 '생명의 문' 이라 일컬어지고 있다. 입은 우리의 오관 가운데에서 출납관에 해당한다. 뿐만 아니라 말을 함으로써 자신의 생각과 마음을 전달하여 복을 부르기도 하고 화를 초래하기도 하므로 '화복의 문' 이라고도 불린다.

입은 흘러 들어오는 모든 강을 수용하고 용납하는 대해로서 여자는 넓은 도량과 유순한 음덕을 갖추어야 한다. 따라서 입이 못 생긴 여성은 다른 곳이 아무리 잘 생겨도 귀부인이 되기 힘들며 인생 행로에 고난이 따르기 쉽다.

입은 바다를 상징하므로 항상 물기가 마르지 않고 윤택해야 하며 붉고 두터워야 한다. 또한 위 아래의 입술이 어긋나지 않고 잘 맞아야 한다. 입술은 마치 호수를 가두는 제방과도 같아서 입술이 얇으면 그만큼 큰 물을 가두기 어려워 반복하며 위 아래가 어긋나도 제방이 큰 바다를 온전히 지킬 수 없기 때문이다. 이처럼 여성을 상징하고 대표하는 입은 위장이 주관을 한다. 입의 가장 큰 역할은 위장에 음식을 공급하여 우리 몸을 먹여 살리기 위한 것이기 때문이다. 입은 크게 세 부위로 나누어 살펴볼 수 있는데 입술, 이, 혀가 그것이다. 입술이 없으면 이가 견디지 못할 것이며 이가 없으면 생명의 꼭지인 혀가 보존될 리 없다. 이들은 각각 다시 부위별로 관장하는 장기를 따로 가지고 있다.

먼저 입술을 살펴보면 윗입술은 비장이 관리하고 아랫입술은 위장이 관리하며 전체적인 혈액순환은 심장이 맡지만 신장이 주관을 한다. 따라서 입술에 무언가가 잘 나고 겨울에 잘 트거나 갈라지는 사람은 위장 또는 비장의 기능이 저하되었기 때문이고 색깔이 검어지거나 푸르스름해지면 신장이 나쁜 경우가 많다.

특히 여성의 입술이 검거나 푸르면 신장 또는 자궁이 좋지 않음을 나타내는 것이므로 자신의 건강을 점검해 볼 필요가 있다. 이는 신장이 총괄적으로 주관을 한다.

그런 중에서도 잇몸과 대문니는 췌장이 맡고, 어금니와 사랑니는 신장이 맡고 송곳니는 담이 맡아서 주관을 한다. 따라서 전반적으로 이가 약한 사람은 신장의 기능이 좋지 않은 사람이고 잇몸이 약해서 잘 부풀거나 치솔질을 할 때 피가 잘 나는 사람 등은 위장과 관련이 있다. 이를 보호하는 방법으로 음식을 먹고 난 뒤에는 반드시 양치질을 해 주어야 한다. 이것이 만병을 예방하는 첫걸음이다. 모든 병은 입을 통해서 생기기 때문이다.

또한 아침에 눈을 뜨면 고치라고 하여 아래 윗니를 서로 부딪혀 주는 것이 좋은데 하루에 6번씩 6회를 반복한다. 잠을 깨어 갑자기 일어나는 것보다 이렇게 이를 36회 딱딱 부딪혀 줌으로써 머리 속의 긴장을 풀고 혈액순환을 촉진시키면 정신 상태도 맑아지고 이도 튼튼해진다. 아울러 매일 아침 저자가 개발한 '수소소금'으로 입안을 헹구면 치근이 견고해져서 풍치를 막을 수 있다. 이러한 습관이 계속되면 신장까지도 건강하게 영향을 미칠 수 있다. 건강한 치아는 잘 사용함에 따라 보전을 잘할 수 있다.

마지막으로 혀는 심장이 총 주관을 한다. 흔히들 혀를 '심장의 싹'이라고 한다. 심장의 힘줄이 혀와 연결되어 있으면서 심장이 혀를 다스린다는 것은 매우 상징적인 의미를 아울러 지니고 있다. 혀는 마음 먹기에 따라 움직이게 되어 있다. 따라서 말 한마디 잘하고 잘못하여 운명이 바뀌는 것도 이 심장이 혀를 어떻게 다스리고 움직이느냐에 달려 있는 것이다.

혀는 질병의 징후가 잘 나타나는 곳으로 혀에 무언가가 잘 나는 사람은 심장에 열기가 많아서 그런 것이다. 특히 혀에 끼는 태의 색깔로 질병을 알아보는 수가 많은데 전반적으로 백색의 태는 병이 다소 가벼운 것이고, 황색의 태는 중한 상태이며 흑색의 태는 매우 위태로운 상태라고 할 수 있다. 또한 악성 빈혈일 경우에는 혓바닥이 붉어지면서 두꺼워지고 반질반질하며 황달에 걸리면 누렇게 황색을 띠기도 한다.

혀의 부위에 따라 세부적으로 다른데 혀 끝 쪽은 심장이 관리를 하고, 양쪽 가장자리는 위장과 비장이, 안쪽은 간이 각각 관리하고 있다. 이러한 혀를 건강하게 하는 방법으로는 입 속 구석구석까지 혀를 자주 굴려서 침이 생기도록 하는 것이 좋다. 침은 일종의 진액으로서 신장으로부터 올라오며 암세포를 죽이는 등 우리 몸에 아주 중요한 역할을 하는 내용물이라 할 수 있다. 따라서 침은 뱉지 않는 것이 좋으며 침이 많이 생기도록 촉진시켜 줄수록 좋다.

신체적 건강 못지않게 중요한 것은 마음의 편안함이다. 얼굴은 그 사람의 내면적인 모든 것이 그대로 나타나는 '마음의 거울'이기도 하다. 나이 사십이 되면 자기 얼굴에 책임을 져야 한다는 말도 한 개인의 성격과 인격, 살아온 삶의 모습 등이 자신도 모르게 얼굴에 그대로 드러난다는 것을 말해 주는 것이다. 따라서 마음의 상태를 항상 편안하고 즐겁게 가져야 한다. 마음이 편안하고 긍정적인 사고방식을 가진 사람은 얼굴도 늘 편안하고 여유로우며 피부도 부드럽고 윤기가 돌아, 보는 사람의 마음까지도 푸근하게 만든다.

마음이 편안하면 우리 몸의 혈액순환이 원활하게 되어 얼굴 또한 좋아지지 않을 수 없다. 매사에 성급하고 짜증을 잘 내고 여유가 없는 사람은 얼굴 또한 밝지 못하고 피부도 거칠어지게 된다. 마음이 불안하고 초조하면 피가 흘러가는 속도도 달라지고 피의 양도 일정하게 공급되지 못하기 때문이다. 우리의 마음이 지극히 편안해지면 몸 속의 피는 마치 물이 가득 찬 강의 흐름과 같은 상태로 우리 몸을 흐르게 된다. 수심이 깊어 흘러가는지 아닌지 모르게 조용히 흐르는 강물과 같이 우리 몸 속의 피도 충만한 가운데 흐르는듯 마는듯 그 기운이 일정하게 흘러가야 가장 좋은 것이다. 강물의 흐름이 불규칙해지면 파도가 치고 거품이 생기듯이 마음이 어지럽고 산란하면 몸 속의 피도 불규칙한 압력과 충격을 받아 나쁜 피, 즉 어혈의 원인이 된다.

따라서 자신의 마음을 늘 편안하고 선하게 다스려 나가는 사람이야말로 얼굴의 건강과 아름다움은 물론 자신이 타고난 수명을 건강하고 복되게 누릴 수 있는 최선의 사람임을 명심해야 할 것이다.

## 입을 통해 본 관상

입으로는 자손의 유무, 또는 운기(運氣)의 강약을 판단한다. 입이 얼굴에 비하여 작은 사람은 생각하는 것도 작고, 사소한 일에도 놀라기를 잘 한다. 사물에 대한 끈기가 없고 다정다감한 성격이며, 자손연(子孫緣)도 희박하다. (그림 1)

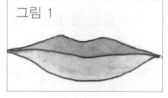
그림 1

입 앞이 뾰족한 사람은 자손연이 희박하고, 엄격하고, 공정하며, 사물의 구분이 분명하나, 학문은 좋아하지 않는다. 언제나 입 속에 침이 고이듯 물기가 있는 사람은 편친(片親)을 일찍 여읠 상이다. 그리고 끈기가 부족하고 자손연도 희박하다. 그러나 이

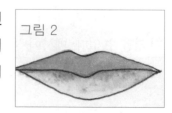
그림 2

사람 자신이 양자로 가는 일은 있다. (그림 2)

입이 큰 사람은 모든 사물에 대하여 큰 희망을 가지고 있다. 그러나 일에 실패하는 경우도 있다. (그림 3)

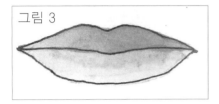

그림 3

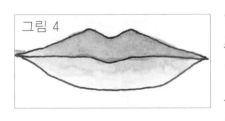

그림 4

입술이 얇은 사람은 자손연이 희박하나, 윗입술이 조금 얇은 사람은 이런 판단을 하지 않는다. 윗입술이 조금 앞으로 튀어나온 사람은 자손연이 희박하고, 일에 대한 끈기가 없으며, 이상이 저급하고 다급한 성격이다. 그러나 젊은 사람들에게는 자손이 없다는 판단을 안 한다. (그림 4)

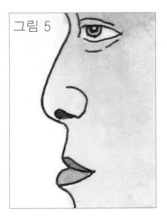

그림 5

윗입술보다 아랫입술이 더 나온 사람은 윗사람과 의견이 맞지 않고, 그 사람의 생애를 통해 자주 직장이 바뀐다. 입술은 운기의 문이므로, 입을 항상 벌리고 있는 사람은 운기를 자연히 잃어버리는 것이고, 신체도 허약하여 일에 대한 끈기도 자연히 없다. (그림 5)

그림 6과 같은 삼각형의 입술을 가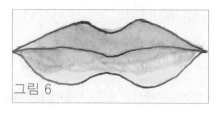
진 사람은 자기가 희망하는 목적에
좀처럼 도달할 수가 없다. 자손연도
희박하고 머리도 나쁘며, 그 때문에
생활도 가난하고 평생 고생이 많다. 입의 모서리가 조금 위로 올라간 사
람은 일생 먹을 걱정은 없고, 직업도 안정되어서 편안한 일생을 보내게
된다.

그림 7과 같이 또한 입으로 자손의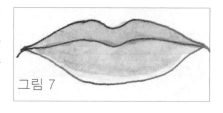
유무를 보는 것은 무슨 이유냐 하면,
입은 인간이 살아가는 데 가장 귀중
한 부분이다. 그러므로 운기의 문이
라고 보는 것이다. 더구나 남자는
양(陽)이고 언제나 입을 다물고 있으나, 여자는 음(陰)으로 입을 벌리고
있는 것이다. 이 음양이 섞여서 인간이 살아나갈 먹이를 취하는 것이다.
다시 말하면 자식을 낳는 것으로서 자손의 관(子孫의官)이라고 보는 것
이다. 이러한 까닭에 자손의 유무를 입으로써 판단한다. 즉 음양의 이치
에 맞지 않는 입을 가진 사람은 자손연이 희박한 상이다.
윗입술보다 아랫입술이 나온 사람이 윗사람을 배신한다는 것은, 윗입술
을 하늘(天), 아랫입술을 땅(地)으로 생각할 경우, 윗입술이 아랫입술을
덮는 것은, 천지의 이치에 합당한 자연이나, 반대로 아랫입술이 윗입술보
다 튀어나왔으면 천지가 거꾸로 된 이치로서, 이런 사람은 무슨 일이나
만사가 잘 되는 일이 없다고 보는 것이다.
윗입술보다 아랫입술이 나와 있으면 아래가 손위를 이기는 상태로, 윗

사람에 배신할 상이다.

 입 형상이 삼각적인 사람이 자기의 희망한 일이 잘 안 되는 것은 입을 대해(大海)라고 하여 수기(水氣)를 의미하고, 입이 삼각형인 것은 불(火)의 형상으로 보아 수극화(水剋火)의 이치가 나오는 것이다. 이 때문에 무슨 일을 하나 잘 안 되는 것이다.

 입이 뾰족한 사람이 자손도 없고 머리가 좋지 않다는 것은 입은 말하는 데 가장 중요한 부분이어서, 입이 자기가 영리하냐 바보냐 하는 것이 상대에게 보여지는 것이므로  뾰족한 사람은 말도 서툴고, 머리도 좋지 않다는 것이다. 또 입은 자손의 일을 의미하는 곳으로서 입이 뾰족한 사람은 자손의 일을 나타내는 상(相)에  원만함을 잃고 있다. 그 때문에 자손연도 희박하다.

 입이 작은 사람은 이상도 작고 사소한 일에도 잘 놀라는 것은, 남자는 양이고 입이 큰 것이며, 여자는 음이고 입은 작은 것이 자연의 올바른 모습인데, 남자에게 그 작은 입이 있다면 이상도 작고 사소한 일에도 놀라는 것이 당연하다. 이것은 음양 이치에 맞는 것이다. 그리고 자손연도 희박하다고 말할 수 있다.

 입 속에 항상 군침 같은 물기가 있는 사람이 부모에게 인연이 없다는 것은 비장(脾臟)이나 위(胃)는 이 군침과 관계가 있어서 어렸을 때 육친과 헤어진 사람은 자기의 몸을 충분히 부모에게서 양육받지 못했으므로, 비장이나 위의 활동이 자연히 약하고 이 때문에 군침처럼 입 속에 물기를 달아 두는 것으로 부모의 인연이 희박한 상이다.

 윗입술이 조금 말려오른 사람은 만사에 끈기가 부족하고 자손에게도 인연이 박하다는 것은 윗입술이 말려오르면 자연히 입 속에서 운기가 새기 때문에 끈기가 부족하다.

또 입 모서리가 조금 올라간 사람이 식물의 부자유가 없다는 것은, 마치 하늘에서 필요한 것을 받는 것과 같아서 이런 판단을 하는 것이다. 이에 반해서 입모서리가 아래로 쳐진 사람은 하늘에서 주신 것을 그대로 땅에 흘려버리는 것 같아서 산재(散財)의 상으로 판단한다.

하늘빛 치과의원 배원장의 자료를 참고
하자면

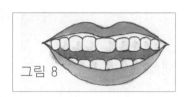

이의 모양에 따라 건강이 좋고 나쁜 것을
알 수 있다. 이가 잘고 빛이 흰 사람은, 보
통 우리가 생각하는 만큼 좋은 상이 아니고, 평생에 먹을 것을 남에게 비
럭질할 때가 있습니다. 더구나 생전에 사람 위에 올라볼 수도 없고 때로
는 생명의 위험도 있다. (그림 8참조) 또 치열(齒列)이 나쁜 사람은 부모
와의 인연이 희박하여, 비록 부모와 오래 같이 살 경우에는 부모에게 대
단히 귀여움을 받는 어린이다만, 건강적으로 혜택을 받지 못하고, 더구나
끈기도 없다.

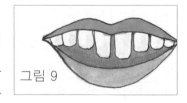

이 사이가 벌어져 있는 사람은 만사에
끈기가 없고, 형제 친척이 많은 경우에도
사이좋게 지내지 못한다. 앞니 사이 이가
벌어진 사람은 만사에 참을성이 없고, 이상도 작으며, 다정다감한 성격에
부모를 계승하지 못한다. (그림9)
이가 긴 사람은 비록 다른 부분이 궁핍해도 가난하지 않고, 반드시 노력
한 만큼 성공할 수 있다. 또 생애를 통해서 어떤 위험에 직면하여도 피할
길이 있다.

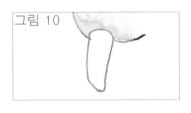

그림 10

웃니가 그림 10 처럼 활같이 구부러진 꼴을 한 이를 가진 사람은 자기가 당한 치욕에 대하여 죽을 때까지 잊지 않을 만큼 집요성을 가지고 있다. 이런 이는 장님 여자가 많이 가지고 있으며, 자세한 것은 실제로 보고 연구할 필요가 있다. 인상을 연구하자면 실제로 당해 보는 것이 가장 귀중한 체험이란 것을 명심해야 한다.

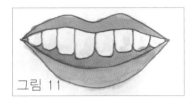

그림 11

그림11과 같이 앞니 둘 중에 어느 하나가 뾰죽한 사람은 한번은 부모에게 불효할 상이다. 또 결혼하고 나서도 처나 자식의 인연이 희박하여 고향에서 생활하는 일이 드물고, 더구나 사업에 실패하기 쉬운 것이다. 이가 다만 희기만 하고 광택이 없는 사람은 반드시 잘 죽지를 못하거나 거지 팔자다.

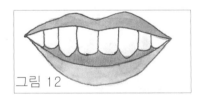

그림 12

그림 12와 같이 앞니 둘의 양쪽 이가 뾰족한 사람은 육친과 친척과의 사이가 나쁘고, 반드시 부모를 계승하지 못한다. 앞니 둘이 병풍을 세운 것처럼 안으로 오므라든 사람은 남의 시중을 잘 보아주고, 더구나 이 사람은 운세가 강하고 특별히 가난하지 않다. 저자가 개발한 '생각이 다른 에너지 치약' 을 사용하면 구강 위생에 큰 도움이 될 것이

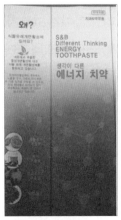

'생각이 다른
에너지 치약'

다.

앞니 둘 사이에 틈이 벌어진 사람은 무슨 일 에도 끈기가 없다. 이것은 숨 쉴 때 숨이 이에 부딪치므로, 이를 당문(當門)이라고 하여 운세에 관계되는 것으로 본다. 이 운기에 관계가 있는 문이 언제나 닫혀지지 않는다면 자기의 운기를 상실하는 것 같아서 자연히 끈기를 잊어버린다. 또 앞니(當門)의 둘은 친척에 관계가 있는 것으로 본다. 그러므로 이에 틈이 벌어진 사람은 육친과 친척과의 융화가 나쁘

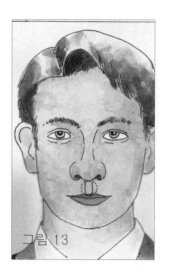

그림 13

고, 집안 식구들과도 화목하지 못하다. 앞니(當門)의 좌우 이의 끝이 뾰쪽한 사람은 육친과 친척 간에 칼을 휘두르는 형상으로 자연 교제가 없어진다. 부모와 오랫동안 함께 있으면서 이가 고르지 못한 사람을 데리고 들어온 자식처럼 다루는 것은, 이는 한번 났다가 다시 나는 것으로 양친에게 너무 귀염을 받은 어린이는 필요 이상의 것을 베풀어 받은 편이다. 그러므로 이가 고르지 못한 것이다.

인중이란 윗입술에서 코밑으로 통하고 있는 세로줄을 말한다. (그림13) 인중에는 운기의 강약, 수명의 장단, 혹은 자손운을 판단한다.

인중이 짧은 사람은 무슨 일에나 참을성이 없고, 이상도 저급하며 눈물이 많고, 조그만 일에도 놀라기 잘하고 주위 사람과 오래 사귀지 못한다. 인중이 정답게 보이며 소박하게 보이는 사람은 마음도 순진하고, 남에게 대하여도 상냥하며 다정다감하고, 성격적으로 조그만 일에도 잘 놀란다. 인중이 꽉 째인 사람은 정신도 확고하고 노력에 따라 성공한다. 이에 반하여 인중이 째이지 못한 사람은 정신도 불안정하고 성공하기도 어렵다.

얼굴 전체가 좋은 상을 하고 있어도 인중에 어쩐지 째인 맛이 없고 윗입술이 좀 말려올라간 사람은 결코 좋은 상이라고 할 수 없다. 사업을 하는 경우에도 자기의 뜻대로 진행이 되지 않고 고생이 많으며, 끈기가 부족하기 때문에 무슨 일에 대해서도 참고 견디는 끈기가 없다. 그러나 이런 상을 가진 사람도 앞니가 빠질 나이가 되면 운이 점점 좋아진다. 또 젊었을 때 인중이 꼭 째인 사람은 초년운이나 중년운이나, 말년에는 문제가 달라진다.

인중에 수염이 많이 난 사람은 성공이 빠르다고 한다. 이에 비하여 인중에 수염이 드문 사람은 성공이 더디고, 이로 말미암아 희망한 일이 만족한 결과를 가져오기 힘들다.

인중에 가로금이 있는 사람은 자손연이 희박하고, 비록 자손이 있다 하더라도 그 자식은 그리 힘이 되지 못한다. 만약 자손이 많이 있다 하더라도 말년에 고생이 많을 상이다.

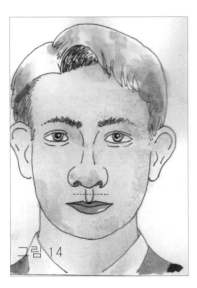

그림 14

(그림 14) 인중에 수염이 드문 사람은 이해성이 있는 사람으로서 상식가다. 이런 사람은 무슨 일에 대해서나 어느 정도의 지식을 가지고 있다. 인중에 수염이 많은 사람은 이상이 높은 편이나 활발히 뛰어다니는 편은 아니다. 인중이 길고 윗입술이 위로 말려올라가지 않은 사람은 대단히 좋은 상으로 두령운(頭領運)을 타고 났다. 이런 사람은 남에게 고용되어도 성공한다. 만약 가

난한 사람에게 이런 상이 있다면 대단히 힘이 될 사람이 붙어 있는 증거다. 개중에는 우편배달이나 지배인으로써 생활하는 사람도 있다. 인중의 홈이 깊은 동안은 좀처럼 운이 트이지 않고 개운할 때는 깊은 홈이 얕아진다. 이 때는 자기 마음도 안정이 되고 아무 일이나 잘 된다.

인중으로 운세의 강약을 본다든지 자손운을 보는 것은, 인중은 입과 같아서 운기가 나타나는 것을 알 수 있는 부분이기 때문이다. 그러므로 사람이 만족하여서 기쁨을 얼굴에 나타내었을 때는 그것이 웃음이 되어 나타나고 인중은 자연히 펴진다. 즉 홈이 얕아지는 것이다. 사람이 열중하여 일할 때는 인중도 자연 째여서 정신에 흔들림이 없음을 보여 준다. 그러므로 인중에서는 운세의 강약을 판단하고 수명의 장단을 알 수 있다.

인중에 긴장미가 있는 사람이 그 정신도 확고하다는 것은 또한 정신이 확고하면 눈, 귀, 코, 혀, 몸, 생각 ( '이상을 六根이라 함' ) 이 확고하여서 스스로 인중에 나타난다. 그리고 인중은 입에 따라서 있는 것으로, 정신이 확고한 사람은 입에 자연 긴장미가 있다. 입이 긴장미가 없으면 눈, 귀, 코, 혀, 몸, 생각도 제각기 동떨어져, 결국 자기 일을 스스로 판단 못하게 된다.


인중에 수염이 많은 사람이 조그만 일에도 만족하기 쉽다는 것은 다음 같은 점으로 말할 수 있다.

인중의 좌우 부분을 식록(食祿)이라 한다. (그림15)

이 식록이 꽉 차 있는 것과 같아서 만약 가난한 사람인 경우에는 정신적으로 만족한 나날을 보낸다. 이 상은 부자에게나 가난한 사람에게나 있으므로 깊이 연구하기 바란다.

인중이 길고 입술이 이에 꽉 붙어 있는 사람이 대단히 길상이라는 것은,

이는 금성(金性)에 속하고 입술은 수성(水性)에 속하는 것으로 이와 입술이 딱 맞는다는 것은, 이것은 입이 이에서 도움을 받는다는 의미이고 (전문적으로 말하면 五行의 金生水로서 입을 돕는 뜻) 대단히 좋은 상으로 본다. 입술과 이는 말할 때에 가장 귀중한 것으로서, 이들이 문(門)이 된다. 이 문이 상생(相生=힘이 있는 뜻)이면 웅변의상(雄辯의相)이고, 입은 대해(大海)이며, 인중은 홈이기 때문에 수도(水道)가 된다.

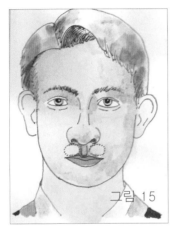

그림 15

그러므로 인중이 길고 딱 이에 붙은 사람은 홈과 입술과의 통하는 부분이 대단히 좋다고 보이므로 이 사람의 운세도 좋아서 사물에 주저하는 일이 없다.

인중의 홈이 깊은 동안은 반드시 자기의 희망이 달성되지 못하고 인중의 홈이 얕아지면서 자기의 희망하는 일이 성취되어서 개운하다는 것은, 인중은 운기가 나타나는 곳으로서 정신이 안정되면 인중도 반드시 째이고 인중의 홈은 자연 얕아진다.

마음이 안정되면 운이 자연 열린다는 것은 사물의 도리로서 구태여 설명할 것까지도 없다.

얼굴 전체는 두툼한 복상(福相)으로 생겼는데 인중 끝이 조금 말려오른 사람의 일이 제대로 안 되는 것은 얼굴은 몸의 부분으로서는 꽃에 해당하기 때문이다.

입은 대해(大海)이고 인중은 수도이며 얼굴이 안정된 것은 꽃의 왕성한 상태인데 인중이 조금 말려오른 것은 수도에 막힘이 있는 것 같아서 꽃도 시들어 버린다는 뜻일 딴 것이다.

이상 얼굴로 본 관상과 장기의 관계를 알아보았다. 사실은 얼굴의 관상과 건강의 원인은 원천적으로 우리의 뇌 속에 있는 것이다.

몸은 습관에 따라 달라지고 습관은 뇌가 좌우하는 것이다. 그래서 저자가 연구한 약 144억 개의 뇌세포를 정상으로 회전시키기 위해서 12가지 지능과 12가지 의식 구조학을 순서대로 나열하였다.

1. 정서지능과 정서의식
2. 임무지능과 임무의식
3. 모범지능과 모범의식
4. 통솔지능과 통솔의식
5. 창의적 지능과 창의적 의식
6. 자발적 지능과 자발적 의식
7. 동참지능과 동참의식
8. 사회적 적응 지능과 사회적 적응의식
9. 신경질환 지능과 신경질환의식
10. 정신질환 지능과 정신질환의식
11. 신체적 취약 부분 지능과 신체적 취약부분의식
12. 방향지능과 방향의식

위의 12가지 지능과 12가지 의식을 철저하게 원인 규명을 하고 DNA와 지능과 의식, 생각과 행동을 이원동상원리법으로 바르게 진행하면 건강하고 기쁨으로 충만하여 우리의 얼굴 관상은 아름답고 건강하게 변하게 되어 있다.

항상 마음을 비우고 자신을 낮추면 반드시 인생의 운명은 빛이 나고 아름다운 얼굴로 새롭게 디자인될 것이다.

"몸은 습관에 따라 달라지고
                    습관은 뇌가 좌우한다."


# 제2장

## 8자운동법

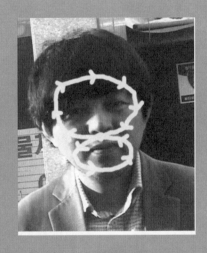

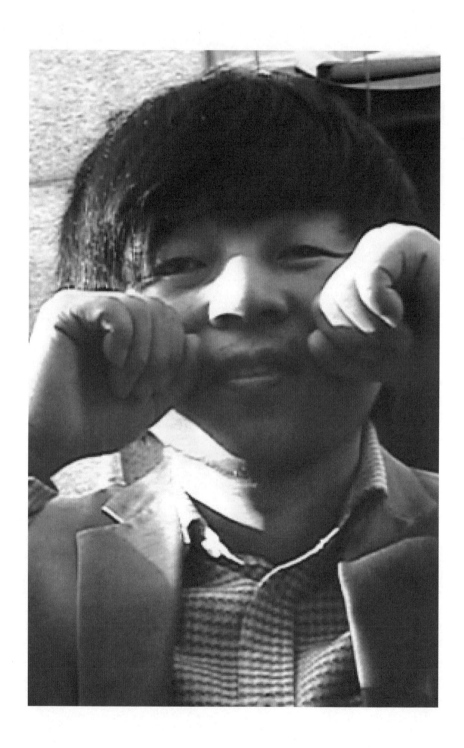

# 지금 시작 하라

## 8자운동법

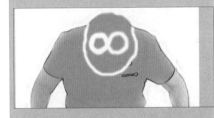

올바른 자세는 건강과 아름다운 얼굴을 지킨다. 우리가 직업이나 습관, 자세 등으로 비뚤어진 몸을 올바르게 교정시킨다.

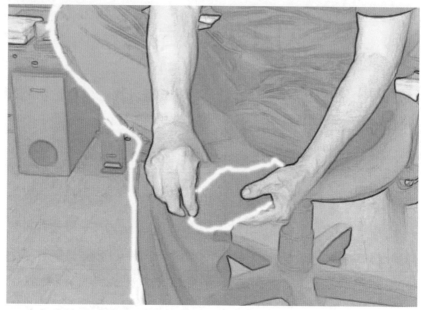

그림과 같이 발바닥에 손가락으로 8자를 좌우 교대로 16회씩 그려 준다.

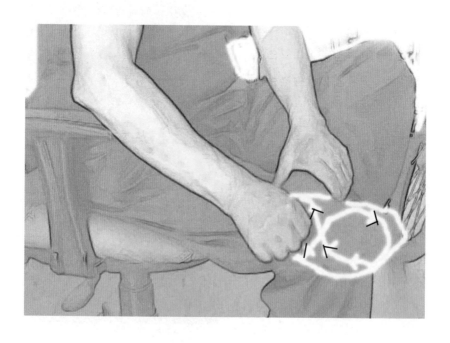

# 얼굴에 8자 그리기 운동법

사람의 얼굴 근육은 80개, 이 중 웃을 때 사용하는 얼굴 근육은 50개, 그리고 근육으로 만들 수 있는 표정의 근육은 약 7천 개 정도란다. 재미있는 사실은 아무리 거짓말을 잘하는 사람도 표정을 숨길 수 없다는 것이다. 얼굴 표정이 그 사람 삶의 흔적이라고 할 수 있다. 찌그러진 얼굴은 지능과 의식을 바꾸어 포기하지 않고 내 손으로 8자운동법을 계속하게 되면 만족할 만한 결과를 만들 것이다.

젊을 때는 이목구비가 반듯하다. 다시 말해 얼굴의 각 부위가 얼마나 잘 정돈되어 있는가가 아름다움의 대상이 된다. 그러나 우리는 나이가 들수록 각 부위의 정돈보다 전체적인 분위기로 미인인지 아닌지, 매력적인 사람인지 그렇지 않은지를 판단하게 되고, 부분적인 아름다움에서 전체적인 아름다움으로 평가의 대상이 넓어진다. 여기에서는 간단히 얼굴 운동법으로 피부를 좋게 하는 동시에 건강에도 도움이 되는 얼굴에 8자 그리기 운동법 외에 골반을 바로잡아 얼굴도 반듯하게 하는 방법을 열거한다.

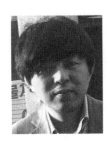

모델 / 권태호 (가수, 작사가)

## 귀와 얼굴에 팔자 그리기 (자세와 요령)

1. (1)그림과 같이 엄
지를 구부려서 엄지의
2관절 마디로 귀두에
대고(그림2), (그림 3)
과 같이 화살표 쪽으로
36번 돌려 준다. 이어
서 같은 방법으로 반대
로 36번 돌려 준다. 오

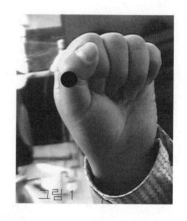

그림 1

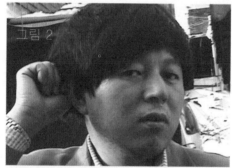

그림 2

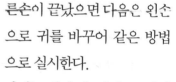

른손이 끝났으면 다음은 왼손
으로 귀를 바꾸어 같은 방법
으로 실시한다.

자세는 앉아서, 서서, 누워서
해도 상관없고 또한 시간도
제한없이 하루 2번씩 성심성
의껏 하면 된다. 돌려서 누르
는 것은 적당히 아프지 않을
정도로 한다.

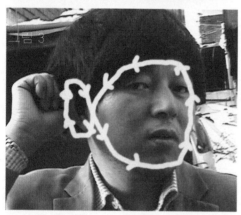

그림 3

인중을 중심으로 얼굴 상,하에 팔자 그리기 (자세와 요령)

요령

1. 안구를 각각 위와 아래, 왼쪽과 오른쪽으로 움직인 뒤 5초 정도 머무른다.

2. 손바닥을 귀에 대고 원운동을 하듯 부드럽게 돌려 준다.

3. 혀를 입 밖으로 최대한 내민다.

4. 입 안에서 혀를 말아 목젖 쪽으로 잡아당긴다.

특히 눈은 우리 몸에서 하늘의 해나 달과 같이 중요한 역할을 하는 곳이다. '눈은 마음의 창' 이라는 말도 있듯이 눈에는 그 사람의 정신이 깃들어 있다. 또한 우리의 눈에는 오장육부의 모든 혈관이 모여 있고 오장육부의 모든 정기가 집중되어 있다. 눈의 광채로 내자의 허하고 실함을 판단할 수 있다. 눈을 자세히 조사해 보면 청, 적, 황, 백, 흑의 5색으로 구성되어 있는데 모든 눈병은 이를 통해 드러나게 된다.

속담에 몸이 천 냥이면 눈이 7백 냥 간다 라고 한 것은 그만큼 눈의 중요성을 강조한 것이다. 인물학에서도 눈이 얼굴의 50퍼센트를 차지한다고 하여 얼굴이 못생겨도 눈만 훌륭하면 성공할 수 있다고 보았다. 심신이 건강하고 정신력이 뛰어난 사람은 눈이 맑고 빛난다. 또한 우리가 흔히 눈을 호수나 강에 비유하듯이 눈은 윤택하고 검어야 한다.

몸 속의 오장육부 가운데서 눈을 총 주관하는 장기는 간이다.

이번에는 인중을 교차점으로 전 과 동일하게 팔자 형을 그린다. 자세와 방법 횟수는 전과 동일하 고 반대로 할 때도 손을 바꾸어 주면 자세 교정에도 도움이 된 다.

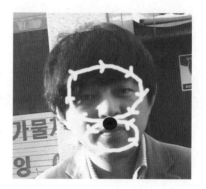

눈에 팔자 그리기 (자세와 요령)

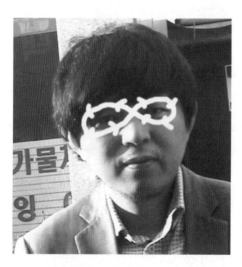

눈에도 전과 동일한 방법으로 실시한다. 전술한 방법으로 매 일 운동을 해 주면 얼굴 피부색 은 물론 혈액순환이 원활하게 되어 꽃이 피게 되고 주름살도 없어지며 더욱 젊음을 만끽할 수 있다. 따라서 얼굴과 직결된 내장의 활동도 원활하게 되어 몸 전체의 건강에도 큰 효과를 가질 수 있다. 이것이 습관이 되어 천천히 성심성의껏 하면 손에 기가 발 생하여 짜릿한 마음도 찾을 수 있다. 숫자를 세면서 얼굴에 손을 돌리는 데 마음을 두고 아주 천천히 혈액이 손가락이 가는데 혈이 따른다는 마음 을 가지고 삼매에 들어가면 기수련이 되는 것이다.

양 입가를 돌려 주기 (자세와 요령)

그림과 같이 양 입가를 구부린 엄지 제2관절 마디로 그 자리에서 위로 36번 이어 아래로 36번 돌려 준다 하루 2-3회 되도록이면 입을 양 옆으로 벌려 주며 약간 미소를 지으며 실시하면 더욱 효과적이다.

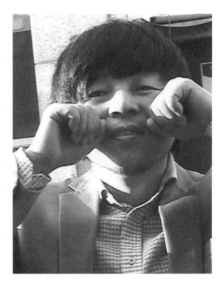

효과: 이렇게 해줌으로써 입에 침액이 생기며 엔돌핀이 나와 건강은 물론이고 얼굴 피부와 입가에 웃음을 띠게 만든다. 또한 입에서 만드는 침액을 깊숙히 삼킨다. 옛부터 입에서 나오는 침액은 금침이라 불리어 왔다. 그만큼 침액이 우리 인체에 대단한 영향을 주고 있다는 것을 입증한다.

그리고 웃음도 건강에 좋다는 것은 누구나 다 아는 사실이고 따라서 자연적으로 입가에 흐르는 웃음은 상대방에게 얼굴의 3분1 정도의 좋은 이미지를 부각키기도 한다.

## 얼굴의 비뚤어짐은 몸의 비뚤어짐을 유발한다.

 우리가 음식을 먹을 때 왼쪽편으로만 씹는다고 하자. 그러면 왼쪽 볼의 근육이 팽팽해지고, 얼굴 전체가 왼쪽으로 잡아당겨져서 얼굴은 왼쪽으로 기운다. 이렇게 되면 얼마 안 가서 얼굴 왼쪽편의 근육이 딱딱하게 위축되면 오른쪽편의 근육을 똑바로 해야지 하고 무의식중에 항상 움직이는 상태가 된다. 그러면 목과 어깨가 결리고 등에 통증 등이 발생하게 되는 것이다. 게다가 기울어진 머리의 무게로 척추, 골반까지 비뚤어지면 자율신경의 혼란에 의한 불안이나 불면증, 혹은 요통이나 무릎 관절염이 생기는 경우도 초래한다.
 반대로 우리기 앉은 자세라든가 모든 습관으로 인해 골반이나 몸이 비뚤어지면 얼굴도 비뚤어진다.

# 제 3 장

## 척추,경추,요추,골반 교정 및 운동법"

### 몸이
### 비틀리면
### 건강은 없다.

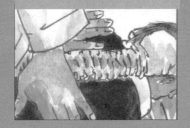

# 척추, 경추, 요추 교정법

올바른 자세는 건강과 아름다운 얼굴을 지킨다. 우리가 직업이나 습관, 자세 등으로 비뚤어진 몸을 올바르게 교정시킨다.

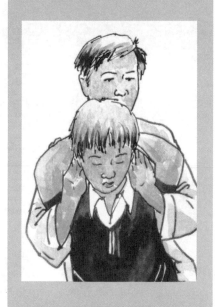

## 척추는 인체의 대들보

 인체는 두부, 동체, 사지로 구분된다. 이 중에서도 자세에서 가장 중요한 대상은 동체라 아니할 수 없다. 동체 중 척추 속에는 뇌에서 분포된 척골과 관통되고 있다. 척추를 형성하는 척추골 사이에는 신경근이 나와 있는데 그 신경근에서 신경이 갈라져서 내장이나 근육의 미세한 부분까지 관련한다. 때문에 척추의 이상으로 신경에 이상이 오면 그 지배 하에 있는 내장과 근육은 기능이 마비될 수도 있다.

 척추를 형성하는 개개의 뼈를 추골이라고 한다. 추골에는 경추 7개, 흉추 12개, 요추 5개로 합계 24개의 추골이 있다.

 요추 밑에 있는 선추는 5개의 선골이 하나로 연결되어 양측의 위골과 함께 골반을 형성하고 있다. 여기에 꼬리뼈라고 일컫는 미추를 합친다면 척추는 32~34개의 추골로서 형성되어 있다. 이 추골들은 상하로 연결, 마치 하나의 기둥처럼 되어 있다.

 대체로 경추는 앞으로 만곡, 흉추는 뒤로 만곡, 요추는 앞으로 만곡됨으로써 전체적으로 S자의 완만한 모양을 보인다.

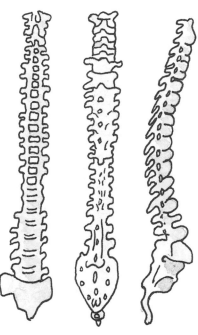

이것을 일명 '척추의 생리적 만곡' 이라고 부르며 동체 속에 간직된 내장 기관을 보전할 뿐만 아니라 발에서 받는 충격을 완화시키기도 하는 것이다. 척추는 동체와 두부의 중량을 수직으로 지탱해야 하기 때문에 추골은 위에서 밑으로 내려가면서 커진다. 이것은 인간만이 지닌 형태로 등뼈가 지면에서 평행되고 있는 사족( 四足 ) 동물에서는 엿볼 수 없다. 한편 흉추는 근골로써 고정되어 있기 때문에 튼튼한 반면에 나쁜 습관으로 변위가 생기면 상당한 고생을 하게 된다.

요추는 상반신의 중량을 지탱하고 또 운동이 가장 심한 부위이기 때문에 보전하기가 어렵다.

척추를 구성하는 개개 추골은 대체로 전방의 절구 모양을 한 추체와 후방의 추궁으로 되어 있다. 추궁에는 좌우의 관절돌기와 후방의 자독기가 나와 있고 상하의 추골과는 관절로 연결되어 추궁과 추체의 중앙에는 구멍이 뚫려 있다. 이 구멍은 경추에서 요추에 이르기까지 하나의 파이프 같은 모양이며 그 속에는 척수가 통하고 있다. 또 추골과 추골 사이의 좌우에는 간경이 있는데 척수에서 나오는 신경근은 여기서 나오고 있다.

상하의 추체와 추체 사이에는 탄력성이 풍부한 연골질의 추간판이 있어서 척추를 전후 좌우로 굴신할 수 있게 하며 아울러 충격 완화의 역할도 한다.

추간판의 중심에는 제리상의 수핵이 있고 그 주위에는 선추율이 감싸고 있어서 그 튼튼함은 자동차의 타이어를 능가한다.

## 등뼈와 근육의 상관 관계

척추가 그 기능을 유지하자면 척추를 감싸고 있는 근육의 도움이 필요하다. 척추를 지탱하는 근육은 복근과 배근으로 양분할 수 있다.

예를 들어 등줄기를 완전히 펴려면 복근의 도움이 필요하게 된다.

그런데 최근의 청소년들은 체위의 향상에 대하여 체력의 저하를 나타내고 있으며 가장 심한 예는 복근의 무력함을 나타내고 있다.

## 골반, 머리, 사지의 관계

선추와 선추 우측의 장골로 만들어진 골반은 자세 균형상 대단히 중요한 부분이다. 골반은 요추의 전만을 받아서 30도의 경사를 이루고 있다.

만약 등이 굽고 흉추의 후완이 커지면 흉추와 잇달은 요추의 전만은 적어지면서 골반은 30도의 각도에 미치지 못하게 된다. 이렇게 되면 여성의 경우 미용상에 문제가 발생한다.

골반의 경사가 없어지면 대퇴골은 관절의 구조상 앞으로 기울어지는 반면 하퇴는 뒤로 경사되어 무릎이 구부러져 외견상 흉한 모습의 다리가 된다.

## 바른 자세의 정의

인간이 두 발로 걷기 시작하면서 뇌의 발달은 급격히 이뤄졌다. 그러나 머리를 앞으로 숙이는 작업이 많다 보니 등이 구부러지기 시작하였다.

본래 상체를 앞으로 기울일 때에는 등을 굽히지 말고 등을 편 채로 허리를 중심으로 하여 앞으로 기울이도록 하는 것이 바른 자세이다.

또한 자세를 바르게 함에 있어 가슴을 펴고 턱을 당기는 것과 같이 턱과 가슴은 바른 자세에 있어 서로 깊은 상관 관계가 있다.

팔은 자세와는 큰 관계가 없는 듯하지만 실제는 그렇지 않다. 가슴을 펴기 위해서 팔의 상단부 어깨를 뒤로 당겨야 하기 때문이다.

팔과 자세의 관계가 가장 잘 나타나는 것은 보행 때 이다. 이 때 팔을 올바르게 흔들면 등줄기가 잘 펴지고 가슴도 저절로 펴진다.

인간의 발의 특징이라 하면 발바닥의 아치형 홈일 것이다. 이 곳에는 신경과 혈관이 많이 지나고 있기 때문에 매우 예민하다. 따라서 그 홈의 탄력에 의해서 발바닥에 걸리는 전신의 무게를 완화하는 역할을 한다.

이 홈이 없는 발을 평발이라 부른다. 이런 형은 하체에 피로가 빨리 오고 장거리 보행이 곤란하다.

발의 홈이 많이 파인 형은 운동에 소질이 있으며 선수들은 이런 형이 대체로 많은 편이다.

발은 몸을 지탱하는 토대이므로 자세와 직접적인 관계가 있다. 그러므로 무릎을 자연스럽게 펴 주면 상체의 무게를 쉽게 지탱하게 된다.

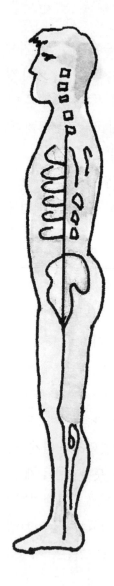
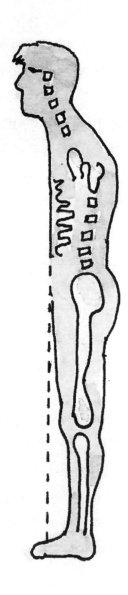

# 가장 올바른 정상 자세

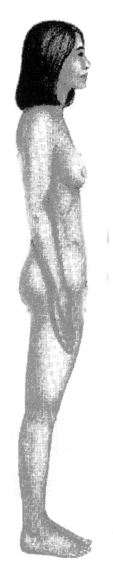

현대인들은 대체로 등이 많이 구부러져 있다. 보통 전문가가 말하는 바른 자세란 다음과 같다.

우선 몸을 편안하게, 자연스럽게 하여 거울 앞에 곧바로 선다. 이 때 옆으로 봐서 귓구멍에서 드리운 승선이 골반을 통해 복숭아뼈 바로 앞에 떨어지면 가장 올바른 정상 자세라 일컫는다. 그러나 실제는 근육과 내장에 의해서 복숭아뼈보다 2cm 정도 앞으로 기울어지는 것이 통례다.

## 실전 교정법

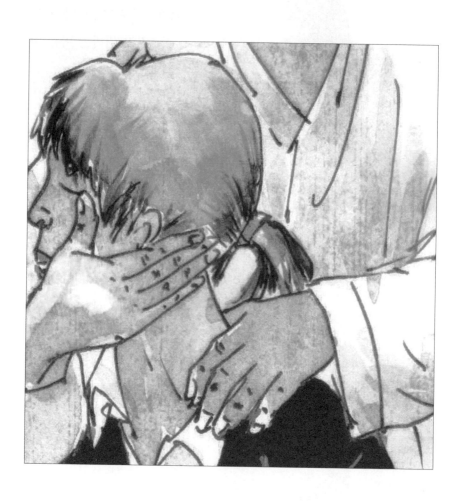

## 실전 교정법

이 교정법은 대체의학에 종사하는 사람과 전문의를 위해서 서술했으며.. 일반인들도 처음에는 어색해도 자주 숙지를 하면 익숙해질 것이다.

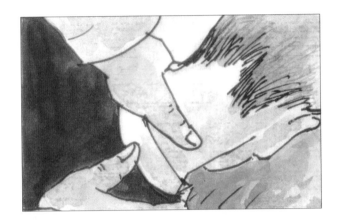

### 자세와 요령

이 교정법은 경추3, 4, 5, 6, 7번까지 교정이 용이하다.

피술자는 엎드린 자세를 취하고 시술자는 좌우측에 위치한다.
 시술자는 좌측에 있을 때 좌측 손의 시지접촉점을 횡돌기에 대고 우측을 보게 한 후 머리를 뒤로 약간 젖혀 놓는다.

이 상태에서 호흡을 내쉰 다음 수근 접촉점을 관자놀이에 대고 가동 범위까지 가서 가동점에 빠르게 교정한다.

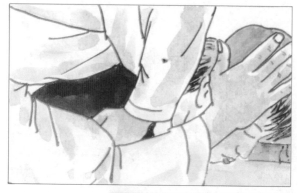

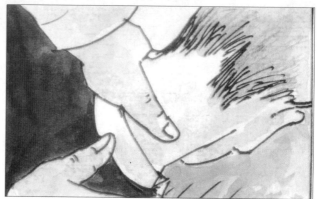

## 자세와 요령

이 교정법은 경추 전반적인 견인
및 교정에 용이하다.

피술자는 엎드린 자세를 취하고
시술자는 좌, 우측에 위치한다.

이 상태에서 호흡을 내쉰 다음 가
동점에서 빠르게 교정한다.

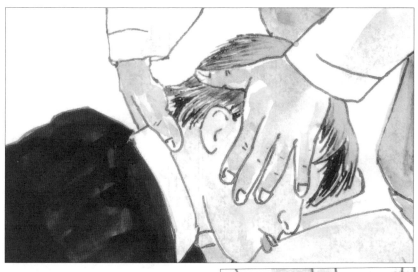

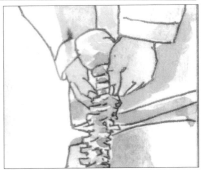

## 자세와 요령

이 교정법은 경추 상단부 1, 2, 3, 4
번 교정에 용이하다..

피술자는 엎드린 자세를 취하고 시
술자는 머리 부위에 위치한다.
　시술자는 시지 접촉점을 횡돌기에
대고 머리를 좌,우측으로 돌리게 한
후 머리를 뒤로 약간 젖혀 놓으면서
45도 각도로 이동한다.

이 상태에서 호흡을 내쉰 다음 수장
접촉점을 관자놀이에 대고 가동점
에서 빠르게 당기면서 교정한다.

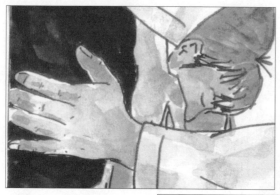

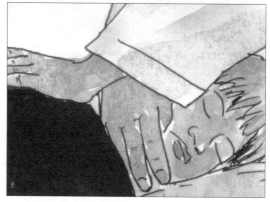

## 자세와 요령

이 교정법은 경추1, 2, 3, 4, 5, 6, 7 번까지 견인함.
 피술자는 엎드린 자세를 취하고 시 술자는 머리 부위에 위치한다.
시술자는 한 손으로는 피술자의 턱 을감싸고 한손은 견갑골에 위치한 다.
 이 상태에서 호흡을 내쉰 다음 지 긋이 밀고 당기면서 약간 돌린다.

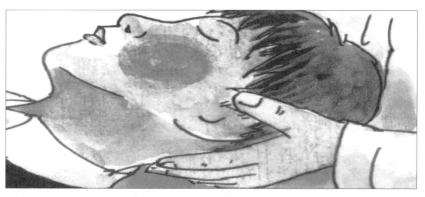

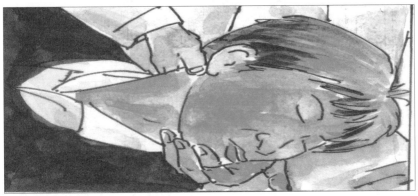

## 자세와 요령

이 교정법은 경추 상단부 1, 2, 3, 4
번까지 교정이 용이하다.
 피술자는 바로 누운 자세를 취하고
시술자는 머리 위에 위치한다.
 시술자는 두 손으로 피술자의 머리
를 받쳐든다. 머리를 한쪽으로 약간
돌리면서 시지 접촉점을 횡돌기에
대고 한 손으로는 턱을 감싸잡고 피
술자의 좌,우측으로 이동한다.
 이 상태에서 호흡을 내쉰 다음 뒤쪽
으로 교정한다. 회전하면서 교정도
가능하다.

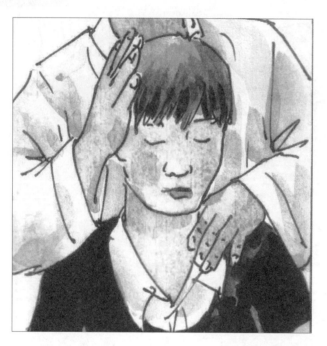

## 자세와 요령

이 교정법은 4,5,6,7번 교정에 적
용한다.
 피술자는 똑같이 앉은 자세를 취
한다.
 시술자는 피술자 뒤쪽에 서서 팔
을 수평으로 하고 시지 접촉점을
횡돌기에 댄다. 한쪽은 수장 접촉
점을 관자놀이에 댄다.
 이 상태에서 호흡을 내쉰 다음 수
장 접촉점에 댄 손을 순간적으로
교정 후 힘을 뺀다.

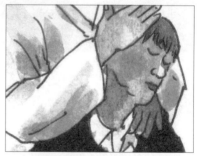

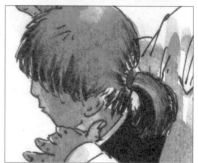

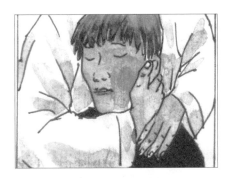

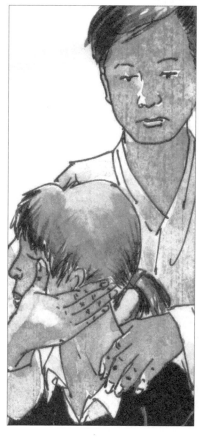

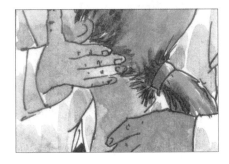

## 자세와 요령

이 교정법은 경추 하단부 5,6,7번 과 흉추 1,2번에도 적용된다.

피술자는 똑바로 앉는 자세를 취한다. 시술자는 이탈구측에 위치한다. 그리고 피술자의 뒤쪽에 서서 좌측 엄지로 좌측으로 변이된 극돌기 좌측에 대고 우측 손으로는 얼굴 측면 부위를 잡는다.

이 상태에서 호흡을 내쉰 다음 가동점에서 빠르게 교정한다.

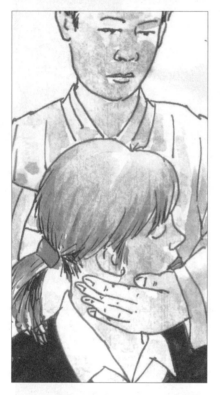

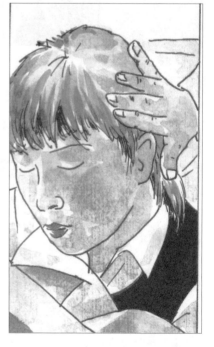

## 자세와 요령

이 교정법은 경추 3, 4, 5번에 적
용한다.

피술자는 바로 앉은 자세를 취하
고 시술자는 위에 위치한다. 시술
자는 지두접촉점을 횡돌기에 댄
다.

이 상태에서 호흡을 내쉰 다음
잡아당기고 돌리면서 교정한다.
다음은 이 상태에서 접촉점을 고
정하고 밀어 교정한다.

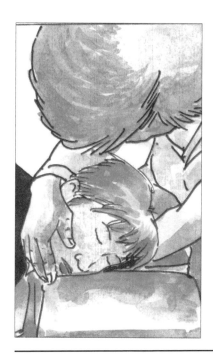

## 자세와 요령

 이 교정법은 경추 신전 및 전체 교정에 적용한다.
 피술자는 엎드린 자세를 취하고 시술자는 머리 위에 자리한다. 그리고 시술자는 머리 위에서 머리를 올려놓고 한손을 머리 밑으로 얼굴 측면 관자놀이에 대고 하학관절 쪽에 둔다.
 이 상태에서 호흡을 내쉰 다음 두 손을 회전시키면서 교정한다..

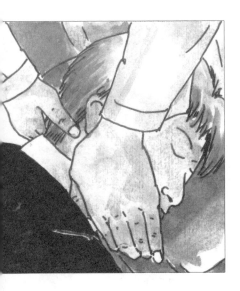

## 자세와 요령

이 교정법은 경추 교정과 신전에 적용한다.
 피술자는 엎드린 자세를 취하고 시술자는 머리 위에 취한다. 그리고 시술자는 머리 위에서 시지 접촉점을 횡돌기에 대고 한 손은 하악관절에 댄다.
 이 상태에서 호흡을 내쉰 다음 순간적으로 당기면서 교정한다.

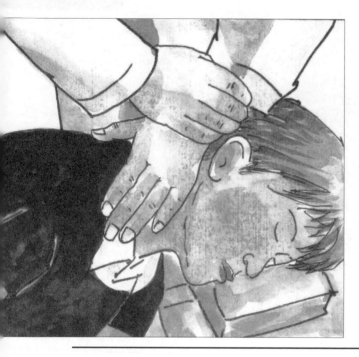

## 자세와 요령

이 교정법은 경추 1
번과 유양돌기 교정
에 적용한다.
피술자는 앉은 자세
에서 두상골 접촉점
을 유양돌기 하단에
댄다.
이 상태에서 호흡을
내쉰 다음 순간적으
로 교정한다.

## 자세와 요령

이 교정법은 경추의 6,7번 측방
변위일 때 적용한다.
피술자는 옆으로 누운 자세에서
모지 접촉점 소지구 접촉점을 횡
돌기에 댄다.
이 상태에서 호흡을 내쉰 다음
순간적으로 드롭을 사용하여 상,
하 방향으로 밀어 교정한다.

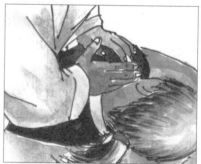

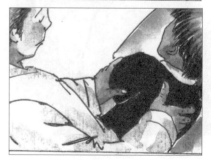

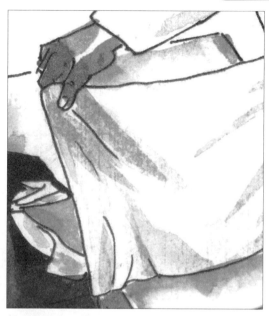

## 자세와 요령

이 교정법은 경추 전체 교정에 적용한다.

피술자는 바르게 눕는다. 시술자는 머리 부위에 위치하여 수건으로 머리 전체를 잡는다. 한 손으로는 머리 하단부를 받쳐 든다.

이 상태에서 호흡을 내쉬면서 좌우로 회전시키면서 순간적으로 옆으로 돌려서 교정한다.

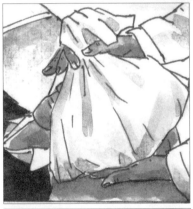

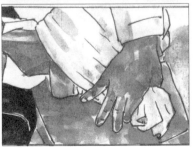

## 흉추 교정법

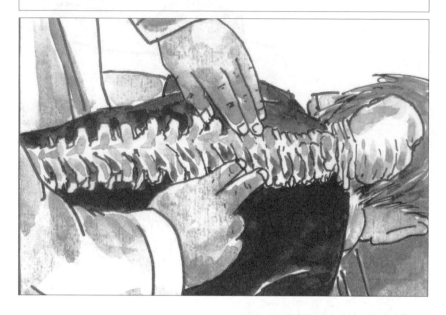

## 자세와 요령

이 교정법은 흉추의 전반적인 교정에 적용한다.

피술자는 엎드린 자세를 취하고 시술자는 좌,우측에 위치하고 양손 두상골 접촉점을 횡돌기 부위에 댄다.

이 상태에서 호흡을 내쉰 다음 두상골 부위를 약간 압박을 가하면서 위로 들어올리듯이 교정한다.

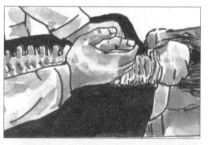

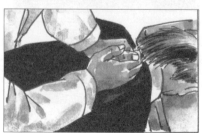

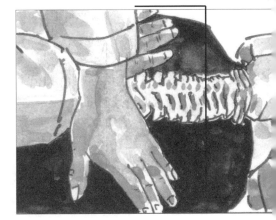

## 자세와 요령

이 교정법은 흉추 전체에 해당한다.

피술자는 엎드린 자세를 취한다. 시술자는 우측에서 양손을 X자로 엇갈리게 하고 두상골 접촉점과 소지구 접촉점을 횡돌기에 댄다.

호흡을 시킨 후 양손을 바깥쪽으로 민다. 또 안쪽으로 약간 누르면서 돌린다.

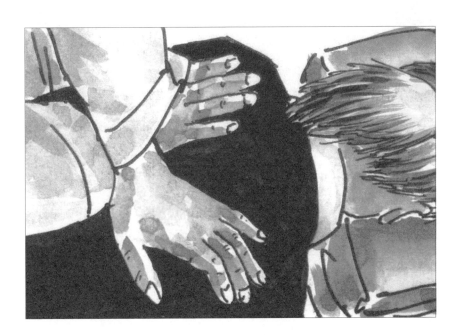

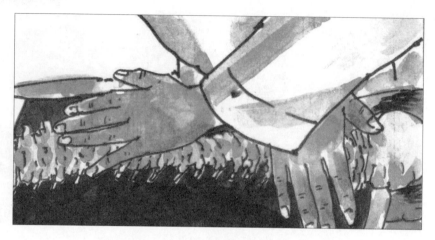

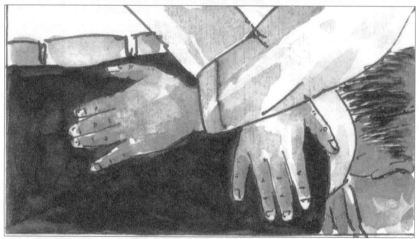

## 자세와 요령

이 교정법은 흉추 전체에 해당한다.

피술자는 엎드린 자세를 취한다. 시술자는 우측, 좌측에서 양손을 X자로 엇갈리게 하고 수근 접촉점을 극돌기에 댄다.

이 상태에서 호흡을 시킨 후 양손을 바깥쪽으로 누르면서 민다.

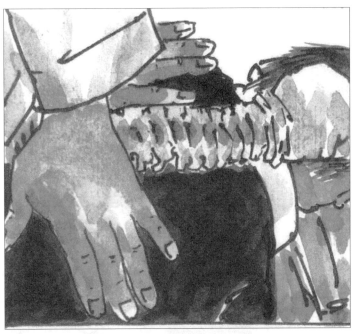

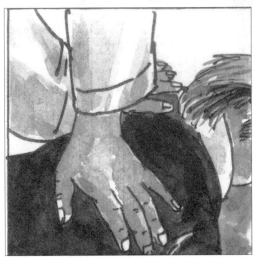

## 자세와 요령

이 교정법은 흉추 전체에 해당한다.

피술자는 엎드린 자세를 취한다. 시술자는 피술자의 옆에 위치한다. 극돌기를 가운데 두고 직각으로 내려가면서 교정하고 올라오면서 손을 반대로 위치하면서 교정한다.

시술자는 두상골 접촉점과 수근 접촉점을 교차하여 극돌기를 사이에 두고 호흡을 시킨 후 교정한다.

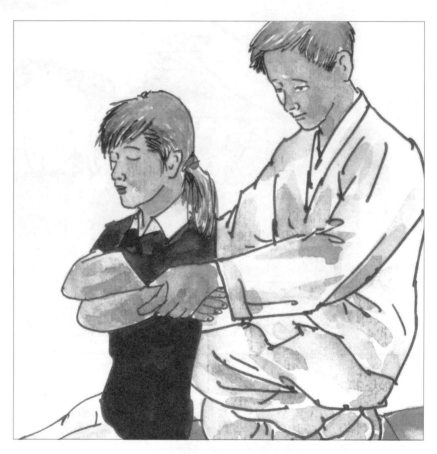

## 자세와 요령

흉추 한쪽이 후방으로 변위되었을 때 피술자는 앉는 자세를 취한다. 시술자는 피술자 뒤쪽에 한쪽 무릎을 세우고 피술자 팔을 교차해서 잡는다.

등이 올라온 쪽에 무릎을 대고 피술자를 올라온 쪽으로 약간 돌려서 호흡을 시킨 후 잡아당기면서 교정한다.

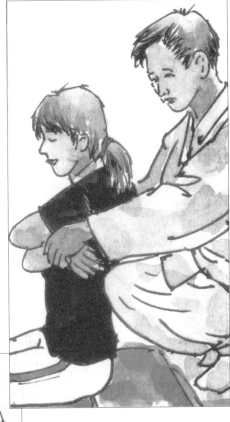

## 자세와 요령

흉추 교정 전반적인 부분에 적용한다.

피술자는 앉는 자세를 취한다. 시술자는 두 무릎을 세우고 피술자 등 뒤에 쪼그려 앉으며 피술자의 양팔을 교차해서 잡는다.

호흡을 시킨 후 무릎을 흉추 11,12번에서부터 흉추 1,2번쪽으로 무릎을 위로 약간씩 치켜올리면서 교정한다.

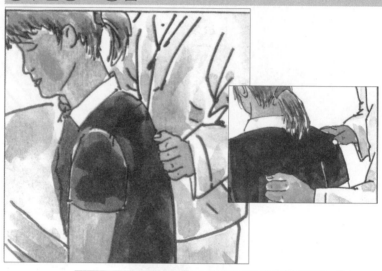

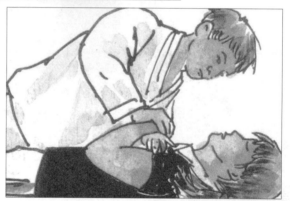

## 자세와 요령

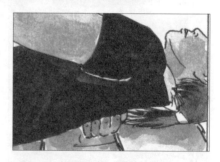

흉추 7,8,9,10,11,12번 후방 변위에 적용한다.

피술자는 똑바로 앉는 자세를 취한다. 후변 변위된 부위에 대자로 눕는다.

호흡을 시킨 후 순간적으로 가슴 부위를 누르면서 교정한다.

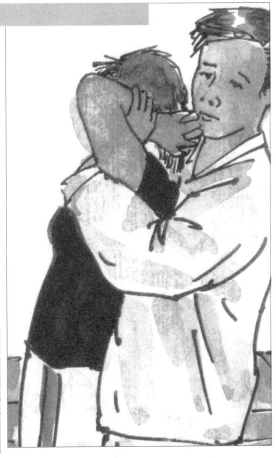

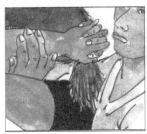

## 자세와 요령

흉추1,2,3,4번 변위에 적용한다.
피술자는 세우고 그리고 두 손으로 깍지를 껴서 뒷목에 댄다. 시술자는 뒤에 서서 깍지낀 팔 사이로 손을 넣어 손목을 잡는다.
호흡을 시킨 후 가슴을 흉추에 순간적으로 대고 잡아당기듯이 뒤로 들어올리면서 교정시킨다.

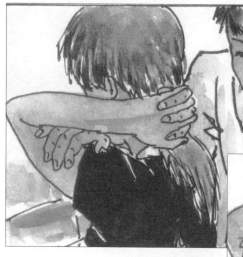

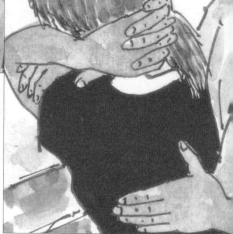

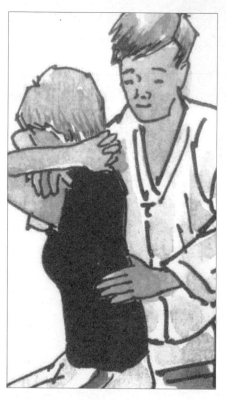

## 자세와 요령

흉추교정 6번이하 하단 부분에
주로 적용한다.
피술자는 뒤쪽에서 깍지를 끼
고 앉은 자세를 취한다.
호흡을 시킨 후 앞으로 약간 숙
이면서 위로 회전시키면서 순간
적으로 교정한다.

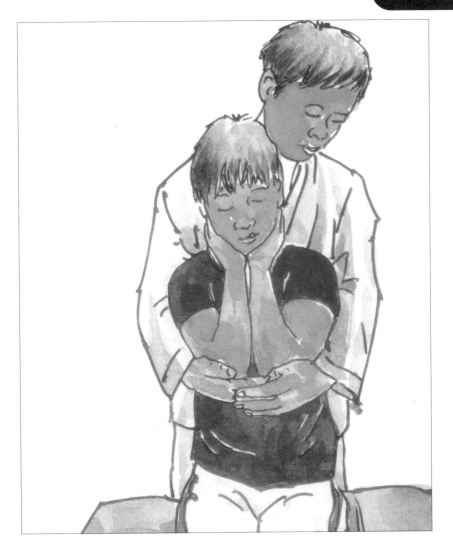

## 자세와 요령

흥추 2,3번의 변위에 적용한다.

피술자는 앉은 자세를 취하고 양손은 턱을 감싼다. 시술자는 피술자 뒤쪽에서 피술자의 팔꿈치 부위를 잡는다.

교정 부위에 수건을 말아서 대고 시술자 가슴으로 약간의 압박을 가하면서 시술자 쪽으로 잡아당기면서 들어올린다.

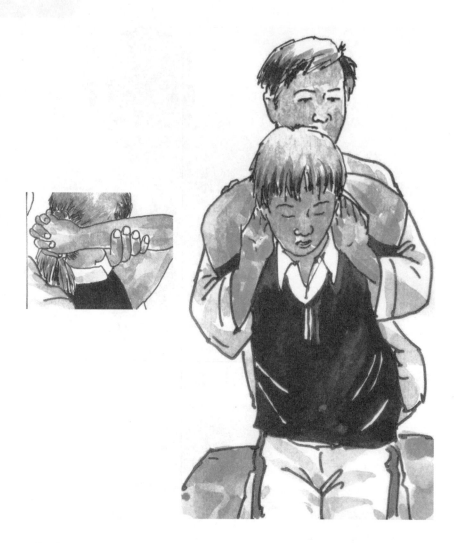

## 자세와 요령

흉추 교정 5,6,7번 부분에 주로 적용한다.
 피술자는 뒤쪽에서 깍지를 끼고 앉은 자세를 취한다. 시술자는 뒤쪽에서 두 손을 앞으로 넣어 준비 자세를 취한다.
 호흡을 시킨 후 앞으로 약간 숙이면서 위로 들어올리면서 순간적으로 교정한다.

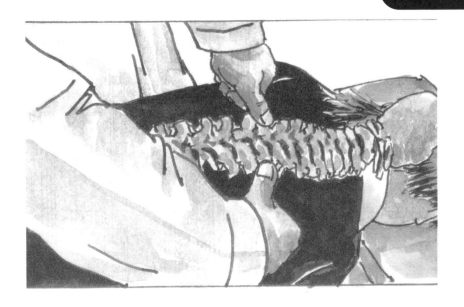

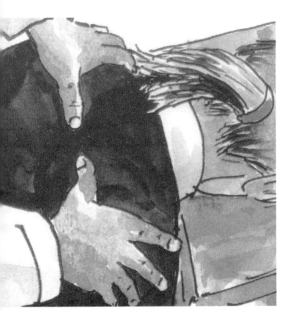

## 자세와 요령

흉추 전반에 적용한다.
피술자는 엎드린 자세를 취
한다. 그리고 시술자는 피술
자 옆에 위치한다.
시술자는 모지구 접촉점을
횡돌기에 대고 호흡을 시킨
후 옆으로 약간 벌리면서 교
정을 실시한다.

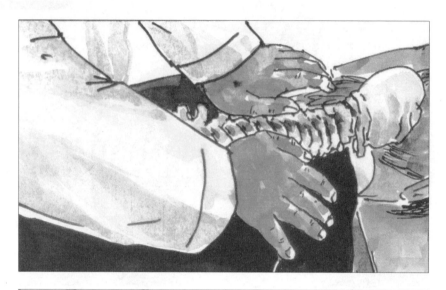

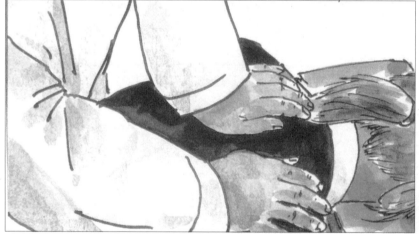

## 자세와 요령

흉추 전반에 적용된다.

피술자는 편안하게 엎드린 자세를 취한다. 그리고 시술자는 그림과 같이 피술자의 옆에 자리를 한다.

시술자는 모지구 접촉점을 횡돌기에 대고 호흡을 시킨 후 약간 옆으로 벌리면서 교정을 실시한다.

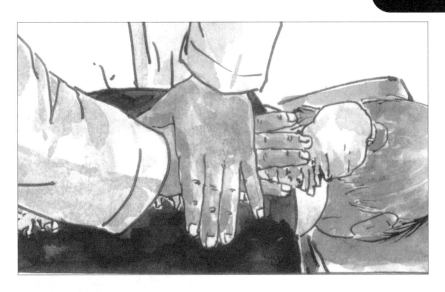

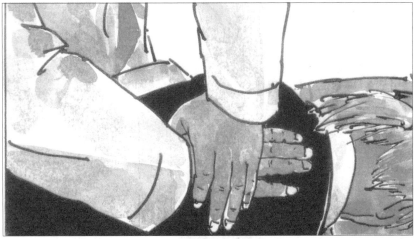

## 자세와 요령

흉추 전반적인 후방전에 적용한다.
피술자는 엎드린 자세에서, 시술자는 피술자의 옆에 자리한다.
가볍게 호흡을 시킨 후 시술자는 수근 접촉점을 극돌기에 대고 약간
위쪽으로 치켜 올리면서 교정을 실시한다.

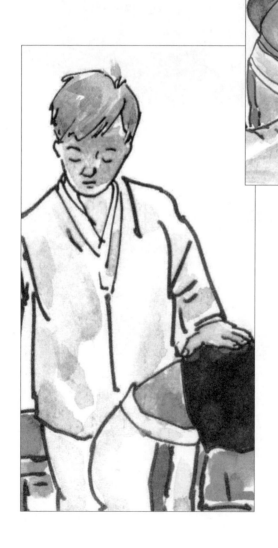

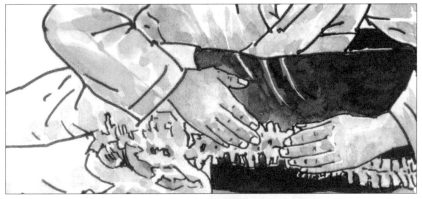

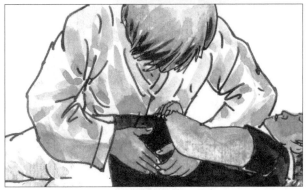

## 자세와 요령

흉추 11, 12요추 1, 2번에 적용.
피술자는 옆으로 누운 자세를 취하고 어깨를 빼서 시선은 천장을 바라
본다.  다리는 일직선으로 둔다.
시술자는 피술자 앞면에서 양손은 그림과 같이 잡는다.
호흡을 시킨 후 대각선 방향으로 가동점까지 가서 순간적으로 교정하
고 힘을 뺀다.

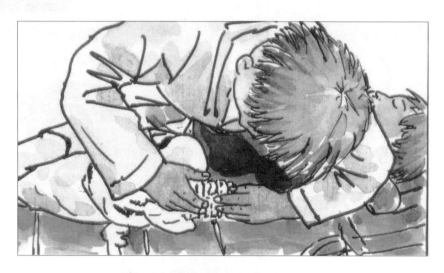

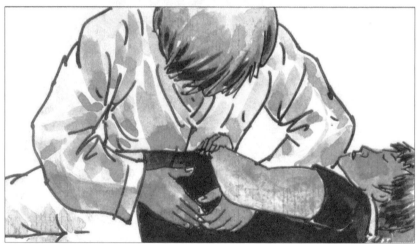

## 자세와 요령

요추 3번에 적용.
시술자와 피술자는 옆으로 누운 자세를 취하고 어깨를 빼서 시선은 천
장을 바라본다. 다리는 45도 각도로 구부린다.
시술자는 피술자 앞면에서 양손은 그림과 같이 잡는다.
호흡을 시킨 후 대각선 방향으로 가동점까지 가서 순간적으로 교정하
고 힘을 뺀다.

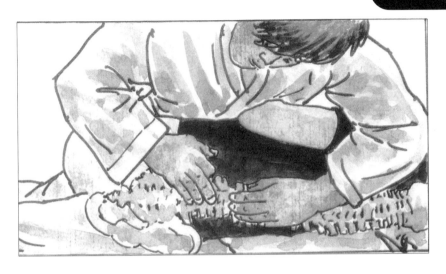

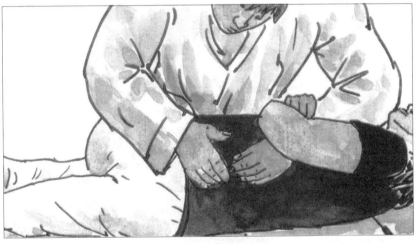

## 자세와 요령

 요추 4, 5번에 적용.
 피술자는 옆으로 누운 자세에서 다리는 90도 각도로 구부리고 아래 어깨는 빼고 시선은 천장을 주시한다.
 시술자는 그림과 같이 손을 잡는다. 호흡을 시킨 후 대각선 방향으로 가동점까지 가서 순간적으로 교정하고 힘을 뺀다.

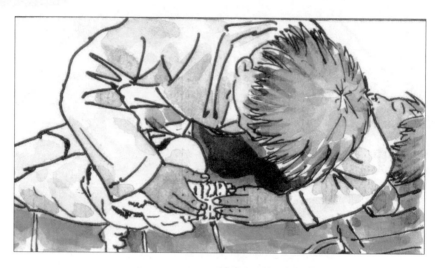

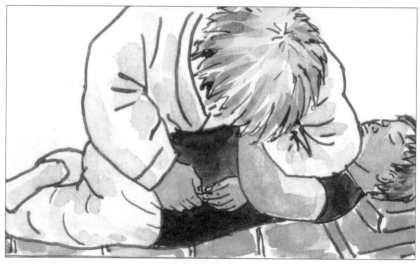

## 자세와 요령

요추 5번과 선추에 적용.
피술자는 옆으로 누운 자세에서 다리는 110도 각도로 구부리고 아래 어깨는 빼고 시선은 천장을 주시한다. 호흡을 시킨 후 대각선 방향으로 가동점까지 가서 순간적으로 교정하고 힘을 뺀다.

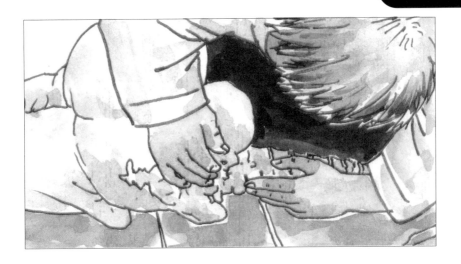

## 자세와 요령

요추 교정에 있어서 횡돌기가 후방 변위되었을 때 적용. 피술자는 옆으로 누운 자세에서 다리는 45도, 90도, 110도, 각도로 구부리고 아래 어깨는 빼고 시선은 천장을 주시한다.

시술자는 그림과 같이 피술자의 손을 잡는다. 무릎을 굽혀서 다리로 고정하고 두상골 접촉점으로 후방된 횡돌기에 대고, 호흡을 시킨 후 대각선 방향으로 가동점까지 가서 순간적으로 교정하고 힘을 뺀다.

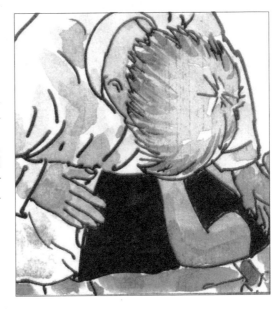

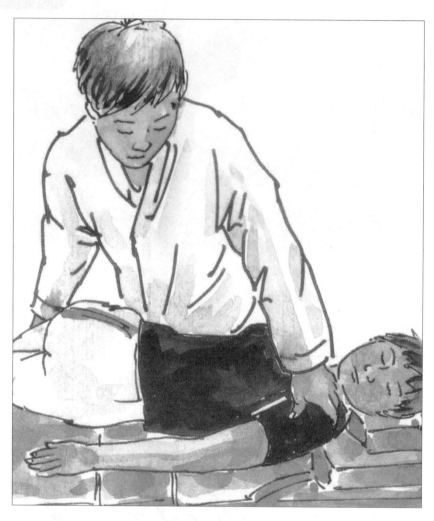

## 자세와 요령

요추 전체에 적용. 피술자는 옆으로 누운 자세에서 다리를 90도 각도로 굽히고 아래쪽 어깨는 앞으로 빼고 손은 반대쪽 어깨에 댄다.
시술자는 뒤쪽에 서서 그림과 같이 손을 잡는다.
호흡을 시킨 후 대각선으로 가동점까지 가서 순간적으로 교정하고 힘을 뺀다.

# 자세와 요령

요추 전만증일 때 피술자는 바로 누운 자세를 취하고 두 무릎을 세워서 배쪽으로 끌어올린다.
시술자는 피술자 측면에서 두 무릎을 잡는다.
두 무릎을 위로 밀어올리면서 아래로 힘을 가한다. 우측 손을 피술자의 선골을 잡고 좌측 팔로 두 무릎을 누르면서 교정한다.

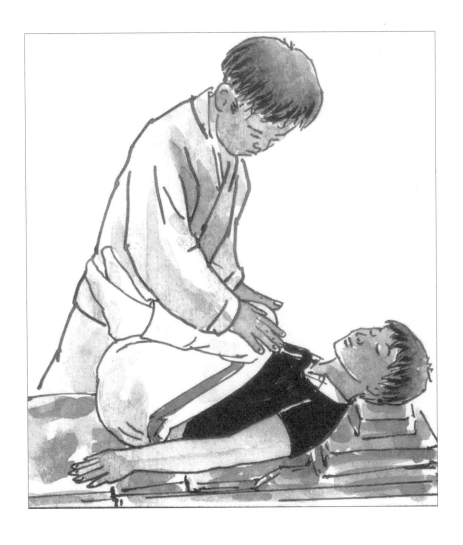

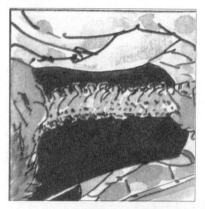

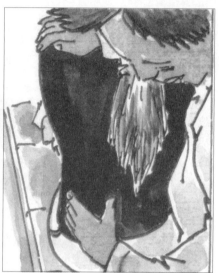

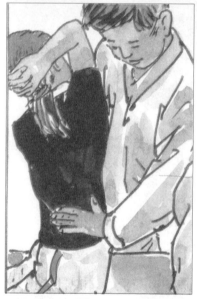

## 자세와 요령

 흉추 하단부 및 요추 교정에 적용. 피술자는 걸터앉는다. 그리고 두 손을 깍지를 껴서 뒷목에 댄다.
 시술자는 좌측 손을 앞으로 해서 피술자의 팔 사이로 팔의 상단부를 잡는다. 우측 손은 변위된 쪽의 횡돌기에 댄다.
 호흡을 시킨 후 앞으로 굽혔다가 위로 회전시키면서 들어올려 교정시킨다.

# 자세와 요령

요추 4,5번 후좌, 후방 변위
피술자는 엎드린 자세를 취한다. 시술자는 측면에 서서 수근 접촉점을
후방 변위된 극돌기 옆에 댄다.
호흡을 시킨 후 순간적으로 아래로 힘을 가해 교정한다.

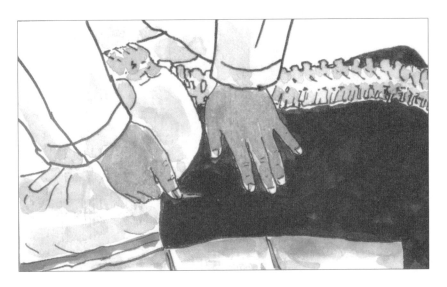

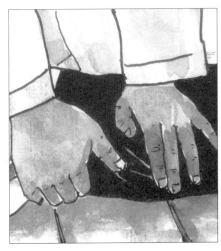

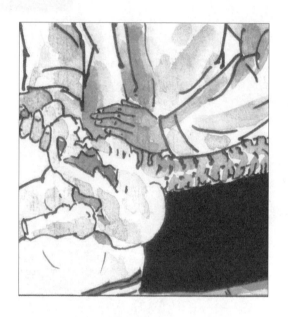

## 자세와 요령

요추 4,5번 후좌 방
변위 교정.
피술자는 엎드린 자세
를 취한다. 시술자는
피술자의 왼쪽에 서서
우측 손으로 무릎 밑
을 잡고 좌측 손 수근
접촉점을 요추 4,5번
극돌기 옆에 놓는다.
그리고 우측 손으로
무릎을 들어올리면서
순간적으로 좌측 손으
로 교정한다.

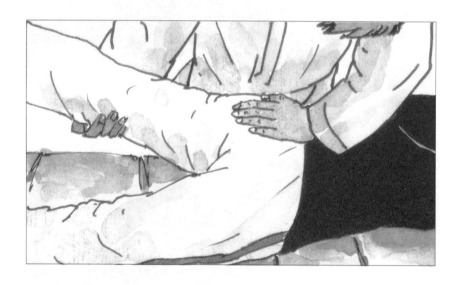

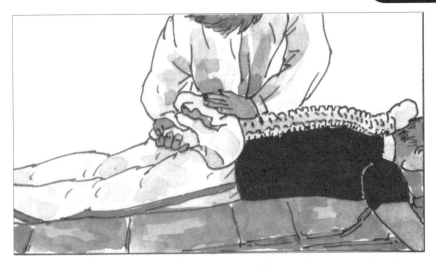

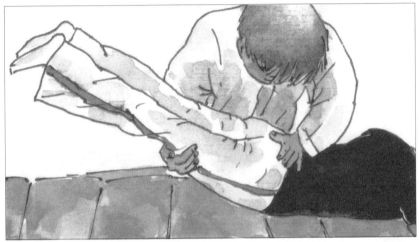

## 자세와 요령

요추 4,5번 후방 변위교정.
피술자는 엎드린 자세를 취한다.
시술자는 측면에 서서 무릎 밑에 한 손을 넣고 한 손은 요추 4,5번 위에 놓는다. 그리고 우측 손으로 무릎을 들어올리면서 순간적으로 좌측손으로 교정한다.

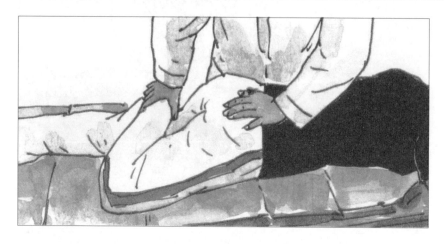

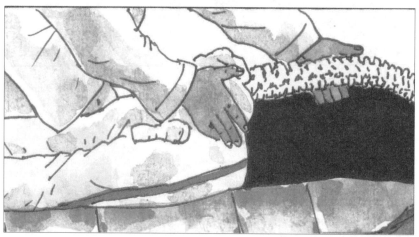

## 자세와 요령

장골의 후하방 변위.
피술자는 엎드린 자세를 취한다.
시술자는 우측 손으로 발목을 잡고 무릎을 굽혀서 당기며 좌측 손으로 장골 상단부에 댄다.
그림과 같이 발목을 당기면서 장골 상단부에 아래로 눌러 내린다.

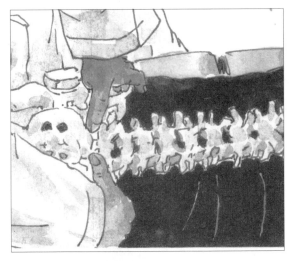

## 자세와 요령

선골 및 장골 교정법
 그림과같이 피술자는
엎드린 자세를 취한
다.
 시술자는 측면에 서
서 모지 접촉점으로
선장 관절의 추간공
바깥에 놓는다. 그리
고 전하방으로 힘을
가하면서 교정한다.

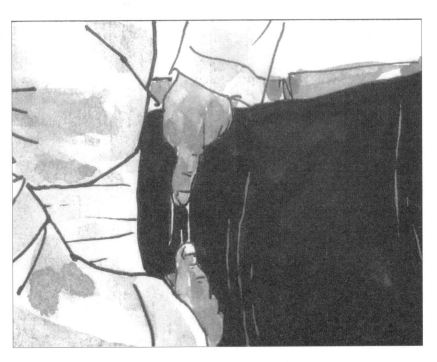

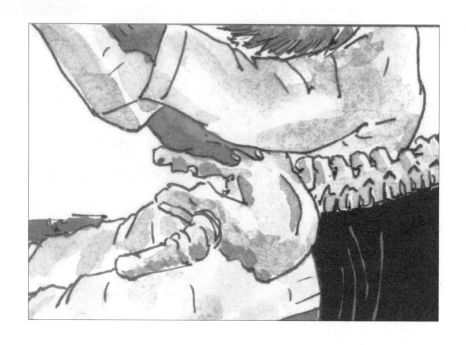

## 자세와 요령

장골 후방 변위.
피술자는 엎드린 자세를
취한다. 그리고 시술자는
측면에 위치하여 한 손을
장골 후방에 대고 팔꿈치
로 손등에 댄다.
간단히 호흡을 시킨 후
팔꿈치로 지그시 누르면
서 교정한다.

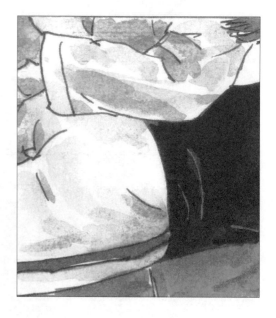

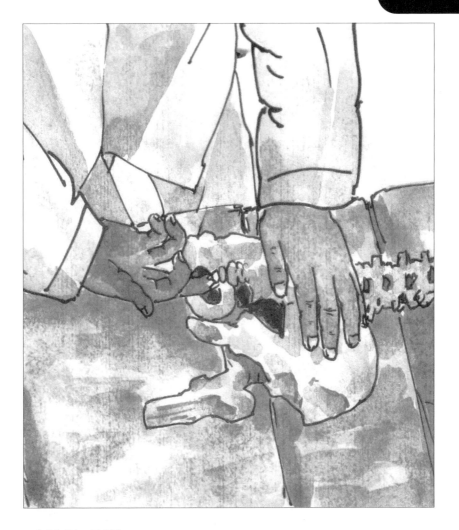

## 자세와 요령

미골전방 변위에 적용한다. 피술자는 엎드린 자세를 취한다. 그리고 시술자는 측면에 위치하여 고무장갑을 끼고 오일을 묻힌 후 집게손가락 혹은 가운데 손가락을 항문에 넣는다.

 그림과 같이 항문에 넣은 손가락을 바깥으로 살짝 잡아당기면서 선골 부위를 위쪽으로 민다. 너무 강하게 하면 안된다.

 초보자는 삼가할 것.

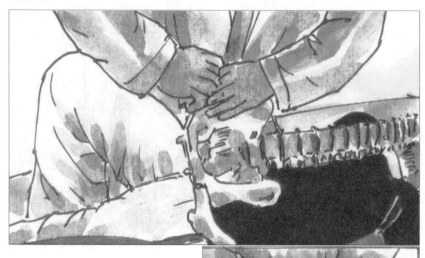

## 자세와 요령

　장골 전방변위 교정에 적용한
다. 피술자는 바로 누운 자세를
취한다. 그리고　시술자는 측면
에 위치한다.
　그림과 같이 우측 손으로 무릎
을 잡고 밀어올리면서 좌측 손
으로 장골 상단부를 아래로 누
르면서 교정한다.

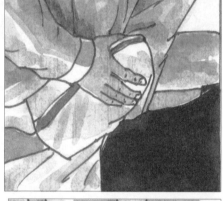

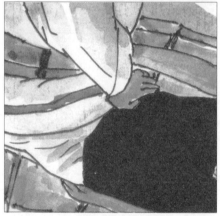

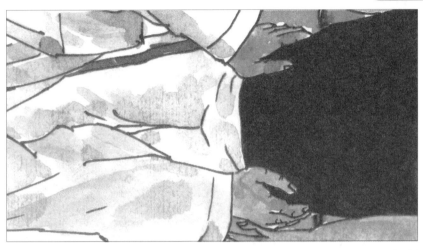

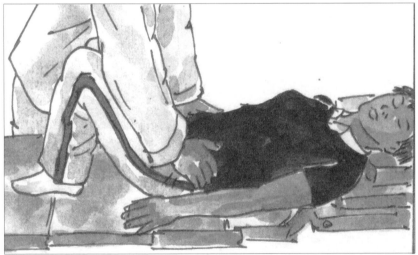

## 자세와 요령

장골의 전방변위, 선골 후방변위
그림과 같이 피술자는 바로 누운 자세에 두 무릎을 굽힌다.
시술자는 측면에 서서 전상장골 상단부에 댄다. 그리고 두 손으로 장골
을 상하방향으로 밀면서 교정한다.

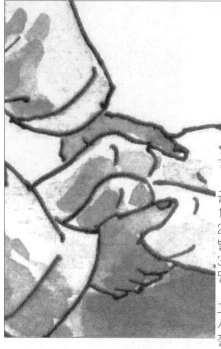

## 골반 측정법

골반 양성(+)
1. 두 다리의 길이를 측정해 본다.
2. 두 다리를 90도로 굽혀서 좌우 발의 높이를 본다.
3. 누 다리를 요주 쪽으로 똑바로 밀어서 본다.

고찰: 1번에서 짧은다리가 2번에서 같거나 길어지고 3번에서 길어질 때 이 때를 골반 양성(+)이라고 한다.

골반 음성(-)

1. 두 다리의 길이를 측정한다.
2.두 다리를 90도로 굽혀서 좌우 발의 높이를 본다.
3. 두 다리를 요추 쪽으로 똑바로 밀어서 본다.
 고찰: 1번에서 짧은 다리가 2번에서 같거나 짧아지고 3번에서 짧아질 때 이 때를 음성(-)이라 칭한다.
이 때는 짧은쪽 골반은 후하방 변위인 동시에 내방으로 변위되어 있다.

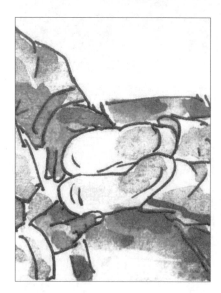

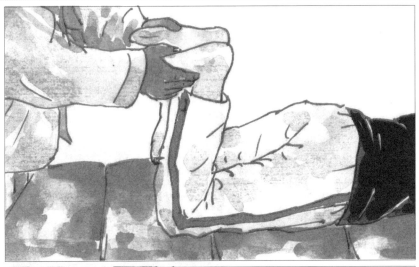

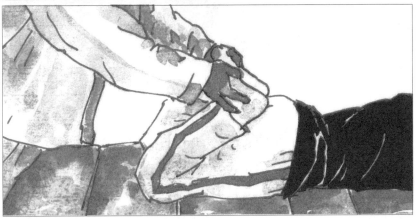

## 자세와 요령

골반 양성(+)일 때 교정 방법
피술자는 엎드린 자세를 취한다. 그리고 시술자는 측면에 위치한다.
피술자의 짧은 다리쪽 고관절 하단부에 받침대를 댄다.
시술자는 짧은 다리쪽의 장골 상단부에 손을 포개어 대고 순간적으로
상, 하단부로 힘을 주어 교정한다.

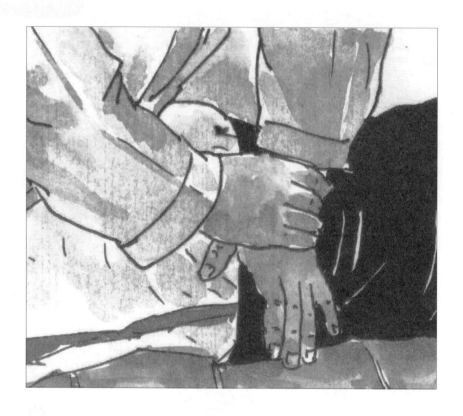

## 자세와 요령

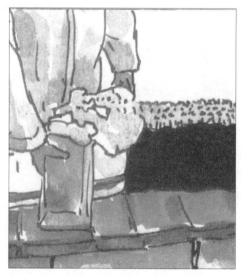

골반 음성(-)일 때 교정 방법.

피술자는 엎드린 자세를 취한다. 그리고 시술자는 측면에 위치한다.

피술자의 짧은 다리쪽의 고관절 하단부에 받침대를 대고 그쪽 발을 반대쪽 발 위에 포개어 놓는다.

시술자의 발로 꼰 다리가 풀어지지 않도록 고정하고 장골 상단부에서 상,하단부로 순간적으로 교정한다.

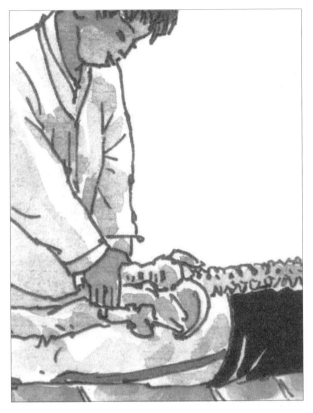

## 자세와 요령

장골이 전상방 변위일 때, 다리의 길이가 길 때 피술자는 엎드린 자세를 취한다. 그리고 시술자는 측면에 위치한다.
긴 다리쪽의 좌골 부위를 비스듬히 밀어 순간적으로 교정한다.

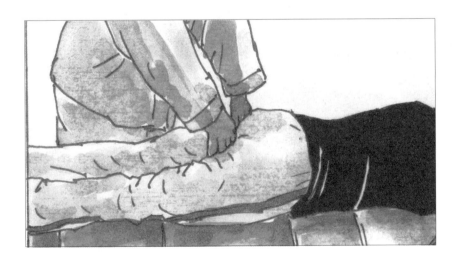

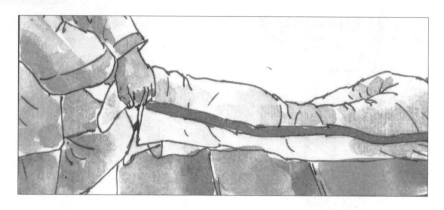

## 자세와 요령

다리가 짧을 때, 골반이 후하방 변위일 때 교정시 피술자는 엎드린 자세를 취한다. 그리고 시술자는 다리쪽에 위치하여 짧은 다리의 발목을 잡는다.
 간단히 호흡을 시킨 후 슬며시 당기다가 순간적으로 낭셨다가 놓는나.

---

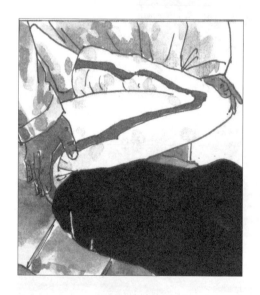

## 자세와 요령

고관절 변위일 때 피술자는 바르게 눕는다. 그리고 시술자는 측면에 위치한다.
그림과 같이 고관절 하단부를 잡고 위로 밀어올리듯이 교정한다.

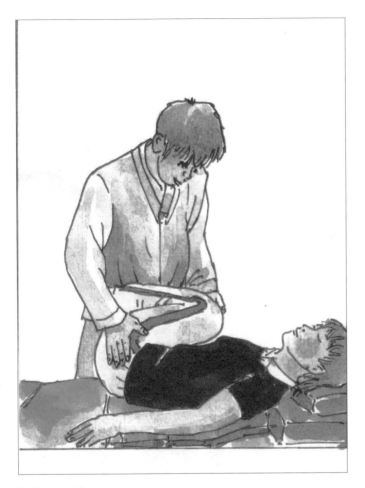

## 자세와 요령

고관절 변위
 피술자는 바르게 눕는다. 시술자는 측면에서 한 손은 무릎에, 한 손은
고관절 측면에 댄다.
 호흡을 시킨 후 측면으로 약간 돌리면서 아래로 교정한다.

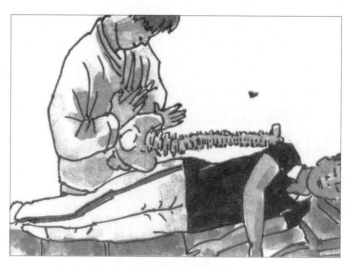

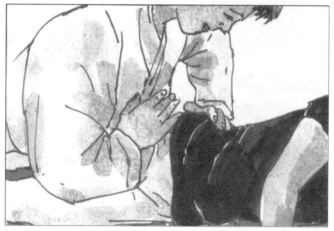

## 자세와 요령

장골 후방 변위를 교정할 때 피술자는 옆으로 눕는다. 그리고 좌측 손
은 후상장골극에 그림과 같이 댄다.
호흡을 시킨 후 양손을 엇갈리게 밀어 교정한다.

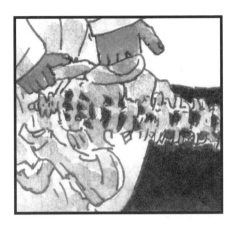

## 자세와 요령

장골의 전상방 변위일 때

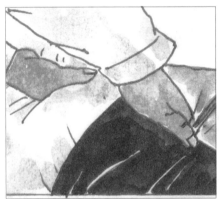

피술자는 엎드린 자세를 취한다. 그리고 시술자는 우측 손으로 좌골에 좌측 손으로 전상장골극을 잡는다.
호흡을 시킨 후 순간적으로 좌측은 당기고 우측은 민다.

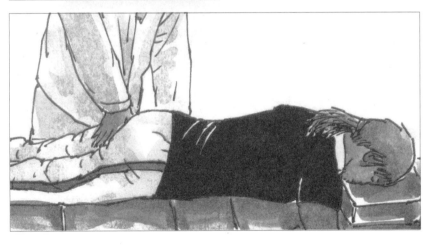

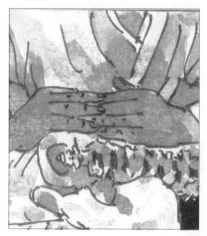
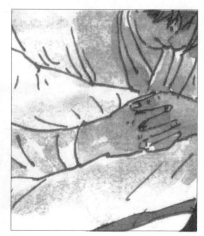
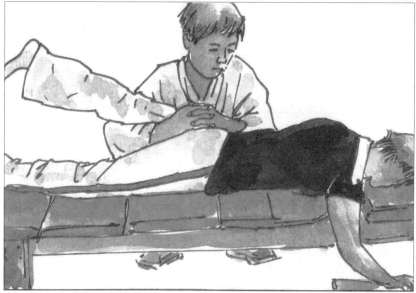

## 자세와 요령

장골의 후하방 변위.
피술자는 엎드린다.
시술자는 옆에 앉아서 그림과 같이 잡는다.
호흡을 시킨 후 순간적으로 위쪽으로 돌리면서 교정한다.

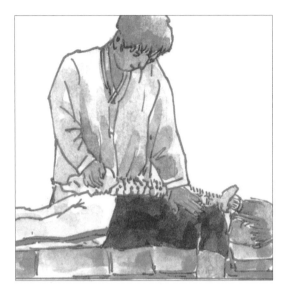

## 자세와 요령

장골과 요추의 신전
피술자는 엎드린다.
시술자는 옆에 서서 그
림과 같이 잡는다.
호흡을 정지시킨 후 좌
측 손으로 누르고 우측
손으로 잡아당긴다.

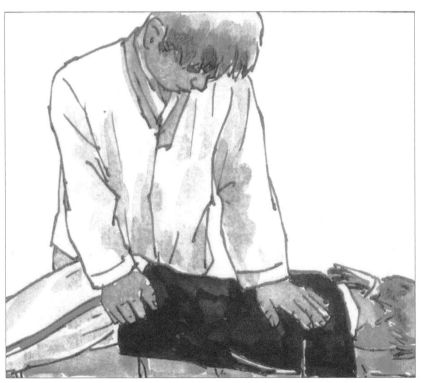

# 척추, 경추, 요추
## 교정 외
## 온몸 바른 자세
### 운동법

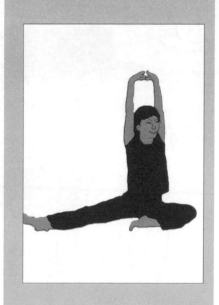

올바른 자세는 건강과 아름다
운 얼굴을 지킨다. 우리가 직
업이나 습관, 자세 등으로 비
뚤어진 몸을 올바르게 교정시
키는 운동법.

## 한쪽으로 목이 기울어졌을 때

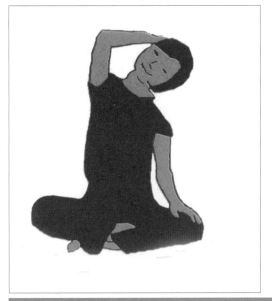

### 자세와 요령

그림과 같이 자연스럽게 긴장을 풀고 바르게 앉은 자세에서 호흡을 천천히 들이마시고 내쉬면서 고개를 한쪽으로 넘긴후, 바르게 세워 힘을 주면서 한쪽 손으로 저항을 준다. 속으로 구령을 붙여 가며 4-8초 저항을 주며, 5-7회 정도 실시한다.

## 한쪽으로 어깨가 기울어졌을 때

### 자세와 요령

그림과 같이 자연스럽게 긴장을 풀고 바르게 앉은 자세에서 호흡을 천천히 마시고 내쉬면서. 팔을 한쪽으로 틀고 반대쪽 팔로 감아 잡는다. 어깨를 바르게 하기 위해 힘을 주면서 다른쪽 팔로 저항을 준다. 속으로 구령을 붙여 가며 4-8초 저항을 주어, 5-7회 정도 실시한다.

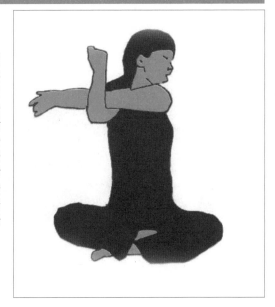

## 안쪽으로 골반이 기울어졌을 때

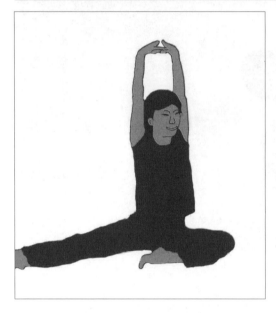

### 자세와 요령

그림과 같이 자연스럽게 긴장을 풀고 바르게 앉은 자세에서 한쪽 다리를 펴고 앉는다. 호흡을 크게 천천히 마시면서 두 팔을 위로 올려서 잡고 내쉬면서 다리가 펴진 쪽으로 천천히 굽힌다.
4-8초 머무른 다음 바르게 일어난다. 5-7회 반복한다.

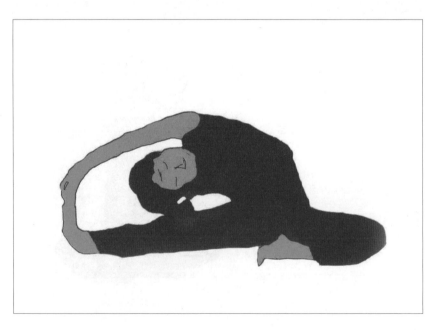

## 골반과 척추가 기울어졌을 때

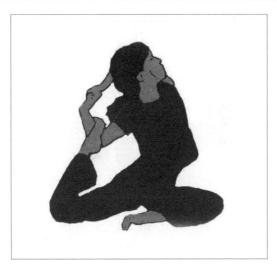

## 자세와 요령

그림과 같이 자연스럽게 긴장을 풀고 바르게 앉은 자세에서 한쪽 다리를 반대 무릎 밖으로 놓고 앉는다. 호흡을 크게 천천히 마시고 내쉬면서 몸을 돌려서 시선은 뒤로 보고 다시 호흡을 한 후 시선을 앞으로 본다. 4-8초 정도 머무른 다음 바르게 일어난다. 5-7회 반복한다.

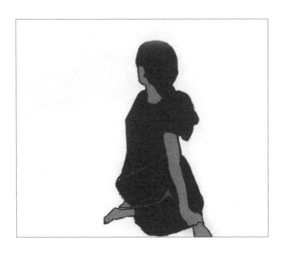

### 자세와 요령

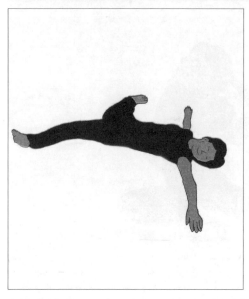

그림과 같이 자연스럽게 긴장을 풀고 바르게 누운 자세에서 호흡을 들이마시면서 한쪽 다리를 들어올려 호흡을 내쉬고 반대편으로 넘기면서 시선은 반대편으로 한다. 팔은 옆으로 편다.
4-8초 정도 머무른 다음 바르게 일어난다. 좌우 5-7회 반복한다.

### 자세와 요령

그림과 같이 자연스럽게 긴장을 풀고 바르게 누운 자세에서 호흡을 들이마시면서 두 무릎을 들어올려 호흡을 내쉬고 한쪽으로 넘기면서 시선은 반대편으로 한다. 팔은 옆으로 편다.
5-7초정도 머무른 다음 바르게 일어난다. 좌,우 5-7회 반복한다.

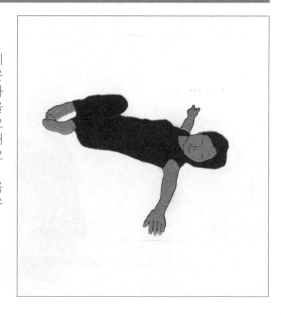

## 요추 전만증일 때

### 자세와 요령

그림과 같이 자연스럽게 긴장을 풀고 바르게 누운 자세에서 호흡을 들이마시고 한쪽 다리를 들어올려 호흡을 내쉬면서 다리를 머리쪽으로 잡아 당긴다. 4-8초 정도 머무른 다음 바르게 일어난다. 좌우 5-7회 반복한다.

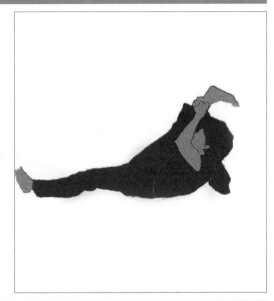

## 흉추 전만증일 때

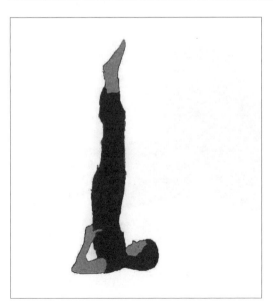

### 자세와 요령

그림과 같이 자연스럽게 긴장을 풀고 바르게 누운 자세에서 호흡을 들이마시고 내쉬면서 두 다리를 들어올려 바르게 세운다. 4-8초 정도 머무른 다음 바르게 일어난다. 5-7회 반복한다.

## 자세와 요령

그림과 같이 자연스럽게 긴장을 풀고 바르게 누운 자세에서 호흡을 들이마시고 내쉬면서 두 다리를 들어올려 뒤로 완전히 넘긴다.4-8초 정도 머무른 다음 무릎을 굽힌다. 5-7회 반복한다.

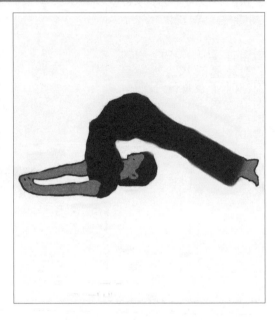

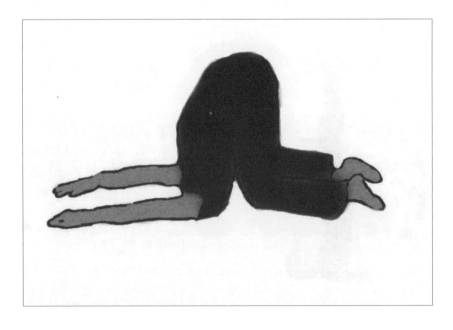

## 한쪽으로 목이 기울어졌을 때

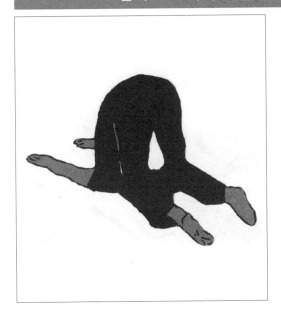

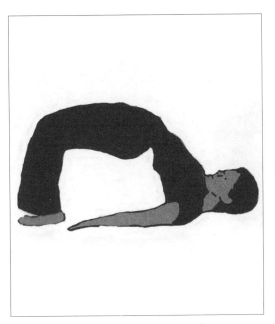

### 자세와 요령

그림과 같이 자연스럽게 긴장을 풀고〈척추 흉추 전만증이고 어깨가 아플 때〉
바르게 누운 자세에서 호흡을 들이마시고 내쉬면서 두 다리를 들어올려 뒤로 완전히 넘긴다.
5-7초 정도 머무른 다음 무릎을 굽힌다.

바르게 누운 상태에서 발을 손에 가까이 오게 하여 잡아당기면서 복부를 앞으로 밀어올린다.
5-7회 반복한다.

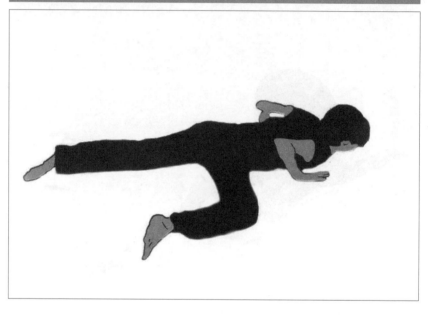

## 자세와 요령

그림과 같이 자연스럽게 긴장을 풀고 바르게 엎드린 자세에서 한쪽 무릎을 굽혀서 당겨 올린다. 두 손은 가슴 앞에 둔다. 호흡을 들이마시고 호흡을 내쉬면서 상체를 들어올린다. 고개를 뒤로 젖혀 천장을 볼 수 있도록 한다. 4-8초 정도 머무른 다음 바르게 한다. 5-7회 반복한다.

## 요추 후만증일 때

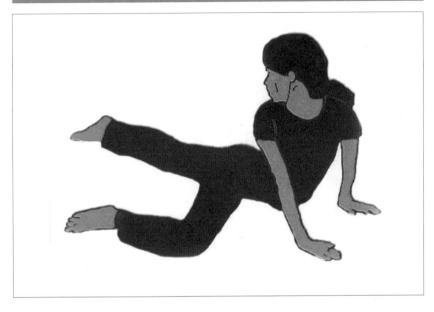

## 자세와 요령

그림과 같이 자연스럽게 긴장을 풀고 바르게 엎드린 자세에서 한쪽 무릎을 굽혀서 당겨 올린다. 두 손은 가슴앞에 둔다. 호흡을 들이마시고 내쉬면서 상체를 들어올린다. 고개는 다리가 굽힌 쪽으로 돌려서 뒤를 보도록 한다.
두 다리를 두 손으로 잡고 당겨 올린다. 시선은 천장을 본다. 4-8초 정도 머무른 다음 바르게 한다. 5-7회 반복한다.

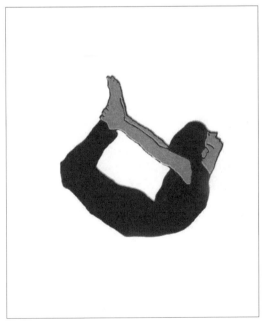

## 요추 후만증일 때

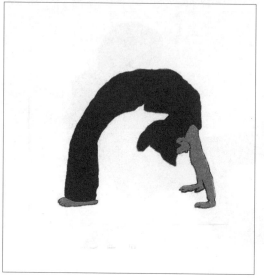

### 자세와 요령

그림과 같이 자연스럽게 긴장을 풀고 바르게 누운 자세에서 두 무릎을 굽혀서 엉덩이 쪽에 가까이 놓고 두 손은 머리쪽 바닥에 둔다. 호흡을 들이마시고 내쉬면서 복부를 위로 올려 아치 형태를 만든다.

4-8초 정도 머무른 다음 바르게 한다. 5-7회 반복한다.

## 요추 전만증일 때

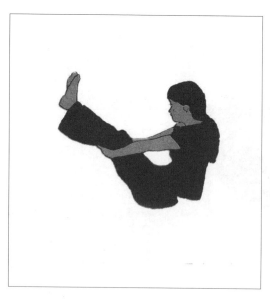

### 자세와 요령

그림과 같이 자연스럽게 긴장을 풀고 바르게 앉은 자세에서 호흡을 들이마시고 내쉬면서 두 손으로 두 무릎을 들어올려 V자를 만든다.

4-8초 정도 머무른 다음 바르게 한다. 5-7회 반복한다.

## 요추 전만증일 때

### 자세와 요령

그림과 같이 자연스럽게 긴장을 풀고 바르게 누운 자세에서 두 무릎을 굽혀서 엉덩이쪽에 가까이 놓고, 호흡을 들이마시고 호흡을 내쉬면서 두 손을 무릎쪽으로 당겨 올려서 멈춘다.
4-8초 정도 머무른 다음 바르게 한다. 5-7회 반복한다.

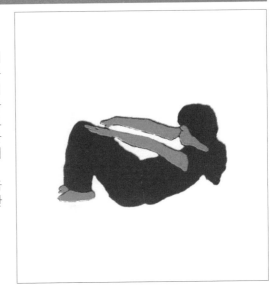

## 요추 전만증일 때

### 자세와 요령

그림과 같이 자연스럽게 긴장을 풀고 바르게 누운 자세에서 두 무릎을 굽혀서 엉덩이에 가까이 놓고, 호흡을 들이마시고 호흡을 내쉬면서 두 손으로 무릎을 감싸잡고 잡아당긴다.
4-8초 정도 머무른 다음 바르게 한다. 5-7회 반복한다.

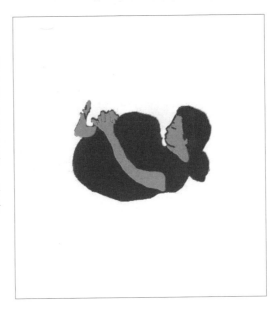

### 자세와 요령

그림과 같이 자연스럽게 긴장을 풀고 두 무릎을 꿇고 앉는다. 호흡을 들이마시고 호흡을 내쉬면서 두 손을 머리 쪽으로 밀어올려 앞으로 굽힌다. 팔은 앞으로 최대한 뻗고 허리와 히프는 발뒤꿈치 쪽에 밀착되도록 허리를 늘려 준다.

4-8초 정도 머무른 다음 다음 동작을 한다. 전체 동작을 5-7회 실시한다.

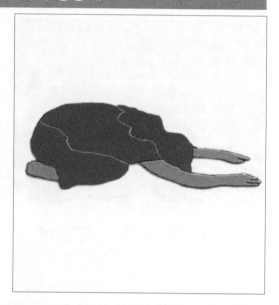

### 자세와 요령

그림과 같이 자연스럽게 긴장을 풀고 두 무릎을 꿇고 앉는다. 호흡을 들이 마시고 호흡을 내쉬면서 두 손을 머리 쪽으로 밀어올려 앞으로 굽힌다. 팔은 앞으로 최대한 뻗고 허리와 엉덩이는 발뒤꿈치 쪽에 밀착되도록 허리를 늘려 준다. 몸을 앞으로 밀고 간다.

전체 동작을 5-7회 실시한다.

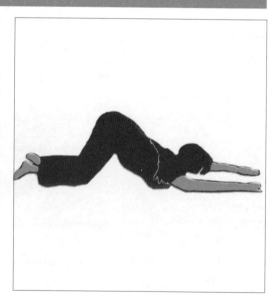

## 허리 통증에

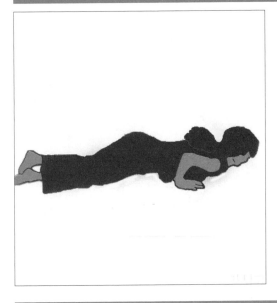

### 자세와 요령

그림과 같이 자연스럽게 긴장을 풀고 두 무릎을 꿇고 앉는다. 호흡을 들이 마시고 호흡을 내쉬면서 두 손을 머리 쪽으로 밀어올려 앞으로 굽힌다. 팔은 앞으로 최대한 뻗고 허리와 엉덩이는 발뒤꿈치 쪽에 밀착되도록 허리를 늘려 준다. 몸을 앞으로 밀면서 복부가 바닥에 가깝게 간다.

## 허리 통증에

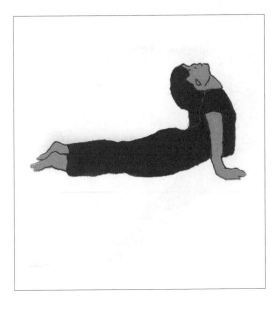

### 자세와 요령

그림과 같이 자연스럽게 긴장을 풀고 두 무릎을 꿇고 앉는다. 호흡을 들이마시고 호흡을 내쉬면서 두 손을 머리 쪽으로 밀어올려 앞으로 굽힌다. 팔은 앞으로 최대한 뻗고 허리와 엉덩이는 발뒤꿈치 쪽에 밀착되도록 허리를 늘려 준다. 몸을 앞으로 밀면서 복부가 바닥에 가깝게 간다. 복부는 바닥에 가깝게 상체를 세우고 천장을 쳐다본다.

## 소화가 안 되고, 어깨 아플 때

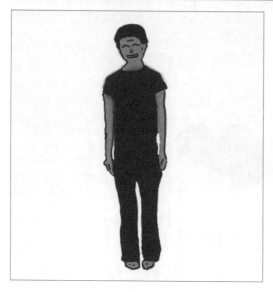

### 자세와 요령

그림과 같이 자연스럽게 긴장을 풀고 바르게 선 자세에서 호흡을 들이마시고 호흡을 내쉬면서 한쪽 무릎을 굽히고 두 손을 옆으로 곧게 펴서 옆으로 돌린다.
4-8초 정도 머무른 다음 바르게 한다. 5-7회 반복한다.

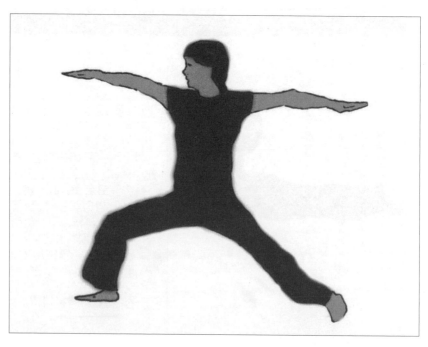

## 어깨가 아프고, 복부 비만일 때

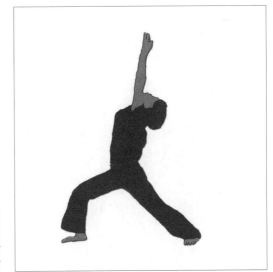

## 자세와 요령

그림과 같이 자연스럽게 긴장을 풀고 바르게 선 자세에서 호흡을 들이마시고 호흡을 내쉬면서 한 쪽 무릎을 굽히고 두 손을 옆으로 곧게 펴서 합장을 하고 위로 들어올린다. 시선은 천장을 본다. 두 손을 펴서 옆으로 돌려 시선은 천장을 바라본다.
4-8초 정도 머무른 다음 바르게 한다. 5-7회 반복한다.

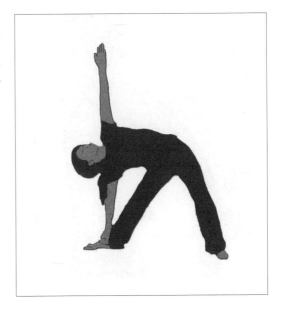

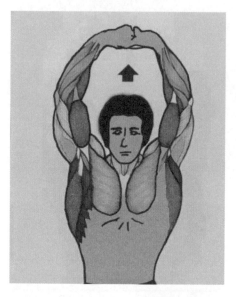

## 자세와 요령

머리 위에서 두 손의 손가락을 깍지를 끼고 두 팔이 팽팽하도록 손바닥을 위로 민다.
이렇게 4-8회 실시한다.

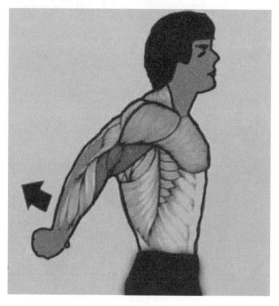

## 자세와 요령

손을 등 뒤에서 잡고 약간 팽팽하도록 팔을 밀어올린다.

## 어깨, 팔 운동

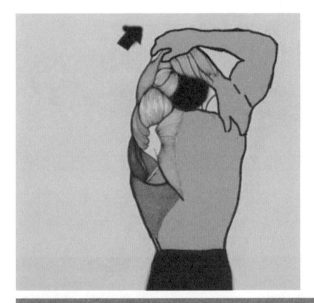

### 자세와 요령

그림과 같이 반대편 손으로 엘보우 (팔꿈치)를 잡고 천천히 머리쪽으로 당긴다. 4-8초간 실시한다.
또 반대 손으로 바꾸어 같은 방법으로 실시한다.

## 어깨, 허리, 복근 운동

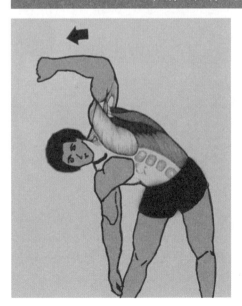

### 자세와 요령

그림과 같이 두 발을 어깨 넓이로 벌린 상태에서, 무릎을 구부리고, 한쪽 팔을 머리 위로 펴고, 반대편 팔은 발목에 닿도록 구부린다. 한쪽 옆구리가 신전이 되도록 구부린다. 4-8회 반대로 바꾸어 같은 방법으로 실시한다.

## 팔, 어깨, 가슴, 승모근 운동

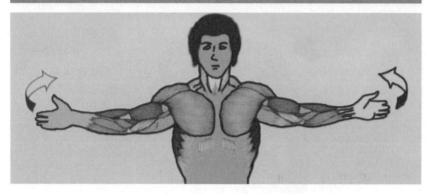

## 자세와 요령

그림과 같이 두 팔을 어깨 높이에서 편 상태로 가슴, 어깨 팔의 근육이 팽팽할때까지 팔을 뒤로 당긴다. 4-8회 실시한다.

## 복근, 허리, 골반, 다리 운동

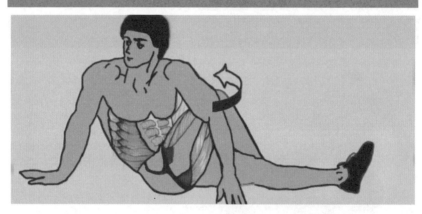

## 자세와 요령

앉은 자세에서 한쪽 발은 앞으로 펴고, 반대편 발은 대퇴부 건너편에 무릎을 구부리고 준비 자세를 취한다. 한손은 상체를 고정시키고 한쪽 팔꿈치는 구부린 바깥쪽 무릎 부위를 팽팽해질 때까지 안쪽으로 당긴다. 4-8초간 발을 바꾸어 반대로 실시한다.

## 대퇴부, 내전근, 허리 운동

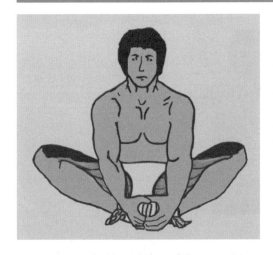

### 자세와 요령

그림과 같이 앉은 자세에서 두 발바닥을 붙이고 두 손으로 두 발을 잡는다. 대퇴부 안쪽 부위(내전근) 근육이 팽팽해지도록 상체를 굽힌다. 4-8회 실시한다.

## 골반. 대퇴근 운동

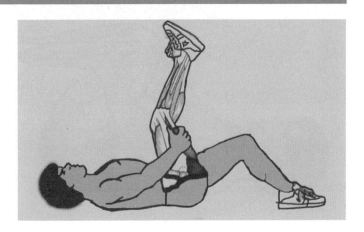

### 자세와 요령

그림과 같이 등을 대고 누워서 그림과 같이 무릎 뒤 대퇴부를 잡고 다리를 편 상태에서 대퇴 이두근이 신전되도록 다리를 가슴 쪽으로 당긴다.
 발을 바꾸어 반대로 4-8회 실시한다.

## 허리, 다리, 무릎 운동

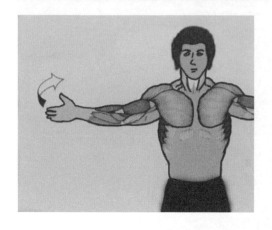

### 자세와 요령

앞쪽의 그림과 같이 한쪽 다리는 구부리고 무릎이 가슴에 닿도록 앉는다. 반대편 다리는 똑바로 편 상태에서 손이 발가락에 닿도록 약간 구부린다.
발과 손을 바꾸어 반대로 4-8회 실시한다.

## 요추, 골반, 다리 운동

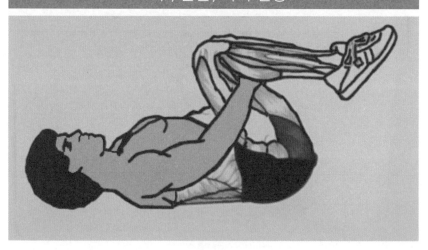

### 자세와 요령

그림과 같이 등을 바닥에 대고 누워 무릎을 굽힌 상태에서 두 손은 무릎 뒤 대퇴부를 잡고 대퇴사두부가 가슴을 향하도록 잡아당긴다. 4-8회 실시한다.

## 한쪽으로 목이 기울어졌을 때

### 자세와 요령

.그림과 같이 벽에 손을 짚고 서서 한쪽 다리는 무릎을 굽혀 앞으로 내디딘다. 반대편 다리는 똑바로 편 상태에서 뒤로 내어 종아리 근육(비복근)이 신전되도록 한다. 발을 바꾸어 반대로 4-8회 실시한다.

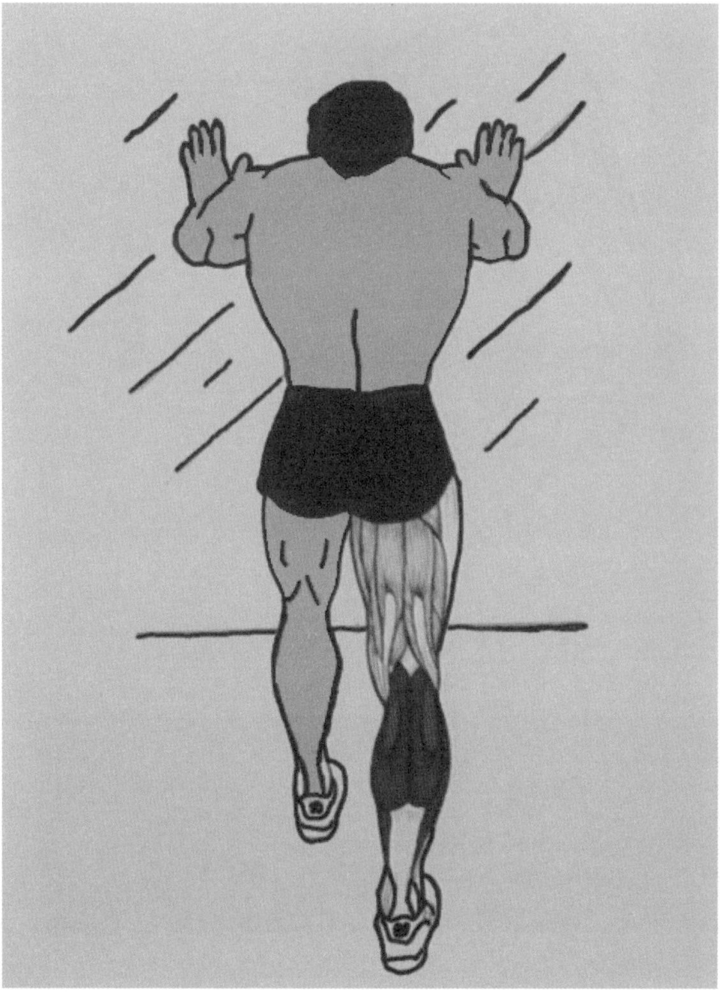

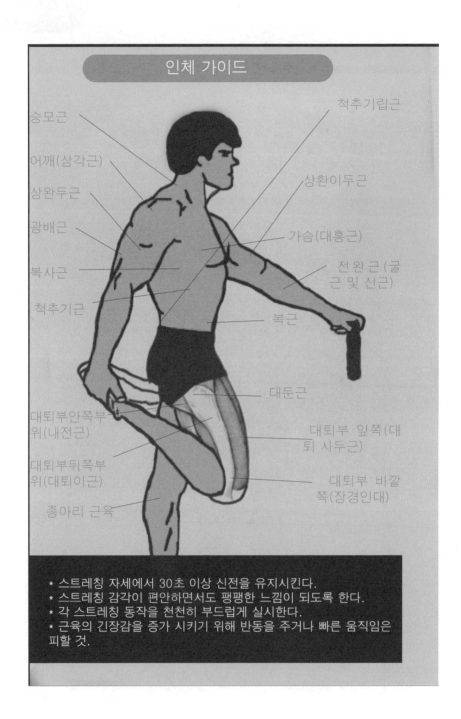

인체 가이드

승모근
어깨(삼각근)
상완두근
광배근
복사근
척추기근
대퇴부안쪽부
위(내전근)
대퇴부뒤쪽부
위(대퇴이근)
종아리 근육

척추기립근
상환이두근
가슴(대흉근)
전완근(굴
근 및 신근)
복근
대둔근
대퇴부 앞쪽(대
퇴 사두근)
대퇴부 바깥
쪽(장경인대)

★ 스트레칭 자세에서 30초 이상 신전을 유지시킨다.
★ 스트레칭 감각이 편안하면서도 팽팽한 느낌이 되도록 한다.
★ 각 스트레칭 동작을 천천히 부드럽게 실시한다.
★ 근육의 긴장감을 증가 시키기 위해 반동을 주거나 빠른 움직임은
피할 것.

# 부부가 함께 그리고 온가족이 함께하는 운동법

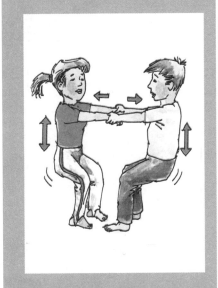

부부가 함께 운동을 하면 혼자 하는 것보다 더욱 효율적이다. 왜냐하면 음과 양이 서로 부족한 부분을 채워 주기 때문에 온가족이 즐겁게 함으로써 엔돌핀이 많이 분비된다.

# 부부가 양손과 다리를 맞대고 서로 당겼다 펴 주기

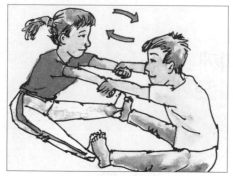

그림과 같이 호흡을 가다듬고 서로가 다리를 펴 발바닥을 붙인다.
남편과 아내가 마주보고 앉아 다리를 쭉 펴서 발바닥을 마주 붙인다.
그리고 양손을 서로 잡고 한 번씩 교대로 당겨준다. 1회에 8초간 4회
정도 실시한다. 4박자로 구령을 붙이면서 하면 더욱 효과적이다.

효과: 하지와 골반의 스트레칭 효과로서 요통과 좌골신경통을 개선해
주며 하체의 유연성을 부드럽게 길러 준다.

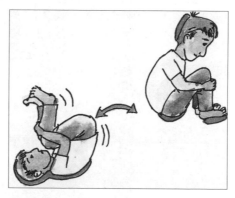

# 몸통 굴리기

그림과 같이 앉아서 호흡을 자연스럽게 가다듬은 후 양손으로 무릎을
감싸고 상체를 숙여 전신을 둥그렇게 만든다. 그 다음 그대로 뒤로 뒹
군다. 이때 머리가 바닥에 가볍게 닿도록 하여야 한다. 8회 실시한다.
속으로 구령을 붙여가면서 하면 더욱 효과적이다. 척추, 경추, 요추, 골
반등에 효과적인 운동이다.

## 둘이서 손목잡고 앉았다 일어서기

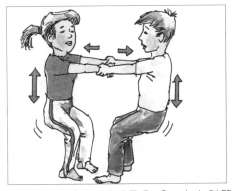

그림과 같이 서로가 가볍게 호흡을 가다듬은 후 서서 양쪽 팔을 꼭 잡는다. 두 사람이 마주보고 기마 자세를 취한다. 양팔을 서로 꼬옥 잡고 서로 앞으로 당기듯이 하면서 무릎을 상하로 굽힌다. 1회에 8번씩 3회 실시한다. 구령을 붙여 가며 하면 더욱 효과적이다. 1회씩하고 20초 이내로 쉬었다 해도 좋다.

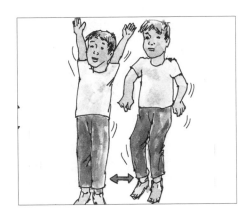

## 서서 발목 관절 풀어 주기

그림과 같이 가볍게 호흡을 가다듬은 후 선 자세를 취한다. 몸에서 힘을 빼고 발목서기를 한다. 동시에 양팔은 만세를 부르듯 하늘로 쭉 올린다. 다음에 팔을 내리고 나서 발목으로만 선 채 가볍게 토끼뜀을 한다. 8회 실시한다. 전과 동일.

# 부부가 함께 전신 이완으로 피로를 풀어 준다

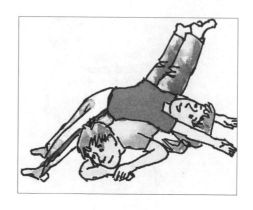

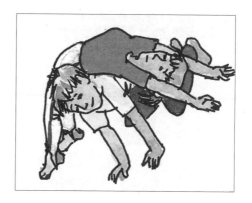

　그림과 같이 한 사람이 편안하게 엎드린다. 다른 한 사람은 엎드린 사람과 서로 등이 교차되도록 맞대고 눕는다. 이 때 위에 있는 사람은 손과 다리의 힘을 완전히 뺀다. 그 다음에 밑에 있는 사람이 천천히 몸을 일으켜 윗사람이 허리를 회전시키는 데 도움을 주도록 한다. 약 8초 정도 정지해 있다가 본래의 자세로 돌아온다.

## 양쪽 팔을 잡고 전신을 돌려 준다

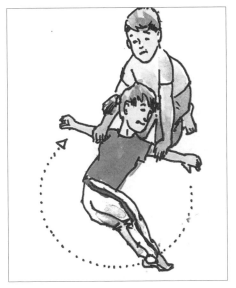

그림과 같이 한 사람은 상대의 양 팔을 쭉 펴고 편안히 누운 상태에서 양 상지를 움직이지 않도록 가볍게 고정시켜 준다. 하체를 되도록이면 넓고 둥글게 원을 그리며 좌우로 돌려 준다. 좌우로 4회 정도 서로가 바꾸어 실시한다.

효과는 복직근(배 중앙 부위 근육)과 복횡근(양쪽 배의 근육)의 강화로 골반이 튼튼해지고 요통을 방지하여 허리의 유연성을 길러 준다.

## 양쪽 발목 잡고 상체를 돌려 준다

그림과 같이 한 사람은 상대의 양 발목을 잡고 상대는 편안히 누운 상태에서 양 발목을 움직이지 않도록 가볍게 고정시켜 준다. 상체를 되도록이면 넓고 둥글게 원을 그리며 좌우로 돌려준다. 좌우로 4회 정도 서로 바꾸어 실시한다..

효과는 복직근(배 중앙 부위 근육)과 복횡근(양쪽 배의 근육)의 강화로 골반이 튼튼해지고 요통을 방지하여 허리의 유연성을 길러 준다.

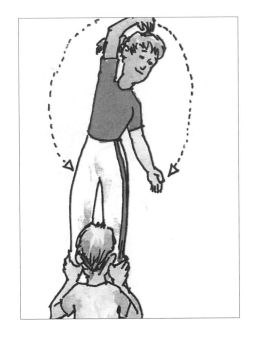

# 서로 등을 맞대고 팔장끼고 떡방아 찧기

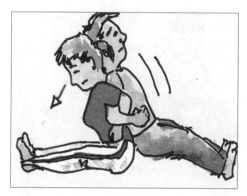

그림과 같이 서로 등을 맞대고 팔장을 낀다. 그리고 등을 맞대고 다리를 쭉 펴고 앉는다. 서로 몸을 의지하면서 교대로 등 위로 올라가듯이 밀어 준다. 1회에 8초간 3회 정도 실시.
효과: 위에서 몸을 쭉 펴고 있을 경우 복부와 흉부의 스트레칭 효과가 있으며, 밑에 있는 사람은 하지와 골반의 스드레칭 효과가 있다.


# 양쪽 팔목 잡고 상체와 허리를 활처럼 넘겨 주기

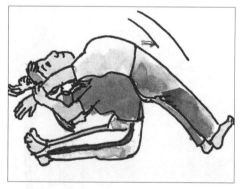

그림과 같이 한 사람은 다리를 쭉 펴고 앉아서 상대의 양 팔목을 잡은 채 등 뒤로 업고 앞으로 상체를 숙인다.이렇게 1회에 8초간 3회 실시. 바꾸어 교대로 같은 방법으로 실시한다.
효과: 위에서 몸을 쭉 펴고 있을 경우 복부와 흉부의 스트레칭 효과가 있으며, 밑에 있는 사람은 하지와 골반의 스트레칭 효과가 있다.

## 윗몸 일으키기

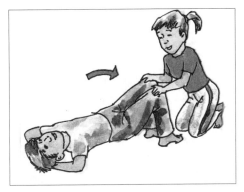

그림과 같이 한 사람이 누워서 무릎을 세운다. 다른 사람은 상대편 무릎쪽에 앉아 양팔로 무릎을 눌러 하체를 고정시킨다. 그 다음 누운 사람이 천천히 윗몸 일으키기를 실시한다. 교대로 1회 4-8번씩 총3회 실시한다.
효과: 허리의 통증을 제거한다.


## 양손으로 발목잡아 흔들어 주기

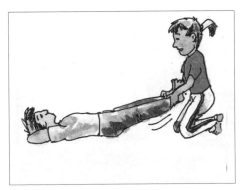

그림과 같이 한 사람이 누운 사람의 양 발목을 잡는다. 하체의 근육을 충분히 풀어 주기 위해 상하로 8번 흔들어 준다. 교대로 총 2회 실시한다.

## 둘이서 양발바닥을 마주하여 좌우로 움직이기

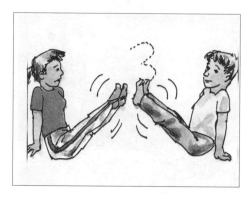

그림과 같이 서로 마주앉은 상태에서 양손을 뒤로 하여 상체를 고정시
킨다. 그 다음 다리를 쭉 펴서 좌우로 움직여 준다. 숫자를 세며 구령에
맞추어 8-16회 반복 실시한다.


## 상체를 고정시켜 뒤로 윗몸 일으키기

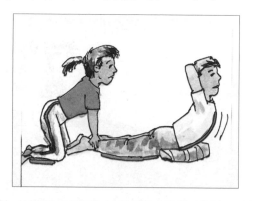

그림과 같이 한 사람이 아랫배 부근에 베개를 받치고 엎드린다. 다른
한 사람은 양쪽 어깻죽지 부근을 가볍게 들어 상체를 고정시켜 준다.
엎드린 사람은 하체만을 역시 30도 정도로 상하로 천천히 움직여 준다.
교대로 18회씩 총 3회 반복 실시한다.

## 마주앉아 상체를 한쪽 팔로 지탱하기

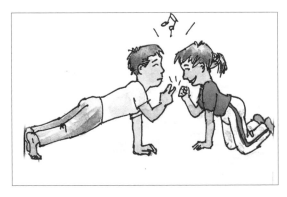

그림과 같이 한 사람은 왼쪽 팔, 다른 사람은 오른쪽 팔로 상체를 지탱 시킨다. 이 때 가위바위보를 실시하여 이긴 사람이 무릎을 구부린다. 서로 경쟁하듯 운동을 한다. 8회 반복 실시한다.

## 허리에 올라앉아 주무르기

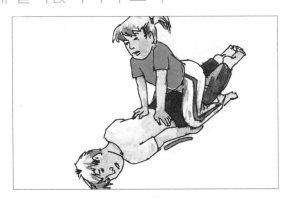

그림과 같이 한 사람이 엎드린다. 다른 사람은 말을 타듯 허리 위에 앉 는다. 그 다음 양손으로 요추 부위를 가볍게 누르고 주무른다. 교대로 1 회 3-4분씩 총2회 실시. 허리를 시원하게 해 준다.

상대방의 발바닥을 밟아 용천혈을 자극한다.

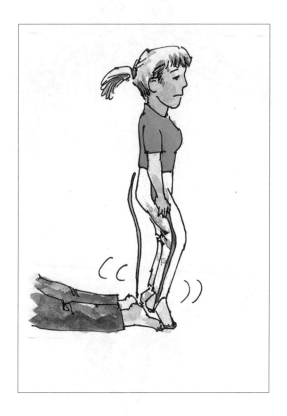

그림과 같이 한 사람이 엎드린다. 엎드린 사람의 발바닥을 발뒷꿈치로
시원한 느낌이 들 정도로 밟아 준다. 교대로 1회 3-4분씩 총2회 실시.
발바닥을 시원하게 해 준다.

# 제 4 장

## 발, 손 마사지법과 올바른 걸음걸이

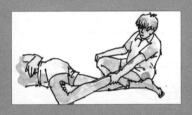

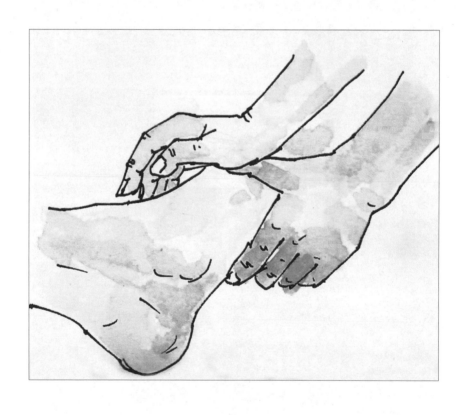

# 발,손 마사지법의 기초 지식과 마사지 기술

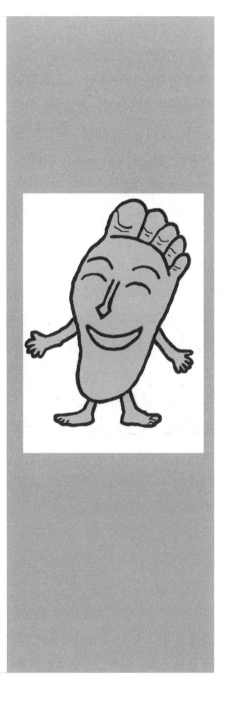

발은 제2의 심장이라 불리울 만큼 우리 인체에 중요하다. 또한 발 대신 손을 마사지해도 발과 마찬가지의 효과를 볼 수 있다.

## 발 마사지는 기적이 아니라 간단한 원리에 불과하다

우리 인체는 하늘과 땅 그리고 자연의 변화에 스스로 민감하게 대처하면서 생존할 수 있도록 구성되어 있다. 따라서 인체는 자기 자신이 어떻게 관리하고 사용하느냐에 따라 그 기능과 수명을 달리한다. 관리를 잘하여 건강한 몸을 소유하고 있는 사람은 여러 장기들이 조절 기능과 면역 기능, 질병 예방 및 치료 기능 등을 수행한다. 이것이 바로 인체의 자연 치유력이다. 그러나 건강을 소홀히 한 사람들은 이 자연 치유력이 감퇴되어 여러 질병에 시달리거나 피로와 스트레스에 쌓여 하루하루를 보낼 것이다.

이 자연 치유력을 일깨우는 하나의 방법이 바로 발이다. 발은 몸과 마음에 휴식을 취하도록 하여 다시 활기찬 삶으로 재충전시켜 주고 생명을 연장할 수 있다.

또한 남녀 노소 누구나 손쉽게 누구의 도움 없이도 혼자 할 수 있고 시간과 장소에 구애받지 않는다.

발이 생명력에 작용하는 신비적인 힘, 발이 숨기고 있는 위대한 힘으로 목숨을 지키는 힘은 기적이 아니라 간단한 원리다. 그러면서 발은 풍부한 표정으로 그 사람을 말해 준다. 발에는 과거 현재 미래의 병력이 보여 지며 많은 정보를 전달한다.

## 눌러 보아서 아픈 부분이 나쁜 곳

우선 자기의 발바닥을 만져 본다. 어떤 감촉이 있을까? 발바닥이나 발가락의 뿌리 부분에 울퉁불퉁한 것이나 근육이 덩어리 같은 응어리를 느낄 수 있을 것이다. 처음에는 그 부분을 강하게 주무르면 아플 것이다. 아픈 부분이 있을 경우 거기에는 결정성의 응어리 유산이나 뇨산이 고여 있다. 응어리는 발바닥의 그 반사구에 대응하는 몸의 부분이 충혈되어 있는 증거다. 충혈은 전신의 혈액이나 기의 순환을 방해하고 있기 때문에 그 응어리를 제거하면 그것에 대응하는 몸의 부분이 활성화되어 건강을 되찾을 것이다.

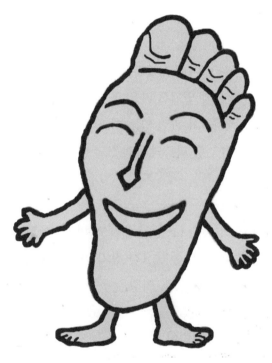

몸의 이상은 반드시 발의 반사구에 나타난다. 우선 발바닥의 신장, 윤뇨관, 방광의 반사구를 차례대로 눌러 간다. 그것이 끝나면 평소 스스로 약하다고 생각하고 있는 부분의 반사구를 조사한다. 피부가 딱딱한 곳을 힘을 주어서 강하게 눌러 아프다고 느껴지는 곳이 있으면 거기에 관련된 장기에 뭔가 이상이 있는 것이다.

지금은 아직 병에 걸린 것은 아니라 해도 약해져 있는 증거이므로 이것을 방치해 두고 있으면 이 부분에서 병이 발병한다. 실질적으로 특정의 장기에 관련된 반사구는 간단히 발견하기 어려운 것이다. 한마디로 발바닥이라 해도 사람에 따라서 모양이 여러 가지로 다른 데다 지방이 붙는 방식에도 차이가 있다. 따라서 그 미묘한 차이 속에서 처음 쪽이 정확한 반사를 판단하는 것은 지극히 어려운 일이다. 중요한 것은 응어리를 제거하고 발 전체를 구석구석 주무르는 일이다. 관지법은 동양의학에 의한 종합적인 인체활섭법이다. 몸 전체의 기능을 눌러 주지 않으면 나쁜 곳도 낫지 않는다는 것이다.

## 반사구

반사구란 한마디로 말하면 신경이 모인 것인데, 그 각각의 집중 점은 몸의 각 부분과 밀접한 반응 관계가 있다. 신경 반사구를 누르거나 주무르면 그 반사구와 관련 있는 기관과 생리 기능이 자극을 받아 혈액 순환이 좋아지며 건강 회복의 목적을 달성할 수 있다.

## 발 속에 숨겨진 제2의 심장

우리의 심장은 1초 동안에 약 72회나 수축하며 확장 운행하고 있다. 심장은 간장과 위장 등 중요한 장기 위에 있고 전신을 4등분해서 머리에서 4분의 1 높이에 있다. 이것은 우주 대자연의 법칙과 깊게 관련되어 있는 것이다.

지구에는 인력이 있고 물은 높은 곳에서 낮은 곳으로 흐른다. 이렇게 당연한 것이 우리 몸 속에 응용되고 있는 사실이다.

심장의 펌프에서 뿜어낸 혈액은 한쪽은 분수처럼 머리까지 오르고 나머지는 발끝을 향해서 인력의 힘을 빌어 순조롭게 내려간다. 심장은 무엇에 의해서 박동하는가?

그것은 모든 것이 혼연일체가 된 무극(無極)에서 쉽게 말하면 우주인데 그것이 만들어 내는 파장에 의해서 움직이고 있는 것이다. 이 파장은 일종의 우주 에너지라고 말할 수 있을 것이다.

이것은 1분 동안에 18회의 에너지파를 가지고 있다. 이러한 사실은 바다의 파도를 생각해 보면, 파도는 바람이 없어도 일고 1분간에 18회 해안으로 밀어닥친다. 바닷물이 파도라는 형태로써 우주의 파장이라는 존재를 증명해 주고 있는 것이다.

인간의 몸이 이 파장을 받으면 역시 1분간에 18회의 반응을 일으킨다. 이것은 폐가 1분간에 행하는 운동인 호흡인 것이다.

우주 에너지인 파장은 폐의 움직임에 양과 음이 결합하면 열이 생긴다. 양의 파장 18회를 받아서 음의 폐가 18회를 움직인다. 이 두 가지를 더하면 체온 온도 36도가 생긴다. 따라서 우리의 체온도 에너지다.

이 체온이 심장에 다다르면 박동이 시작하는 것이다. 에너지가 완전히 사용되는 상태라면 그 에너지는 장기에 의해서 2배로 활용된다. 그러므로 심장의 박동 수가 36의 2배인 1분간에 72회이다. 그리고 혈액순환이 시작되는 것이다. 이 세상에 존재하는 모두가 우주의 일부이다.

이렇게 우리는 우주의 영향을 받고 있는 것인데 인간의 몸도 우주의 파장을 받아서 호흡하고 신장을 움직이고 있는 것이다. 그런데 인간이 자고 있는 상태에서는 심장에서 보내는 혈액이 서 있을 때보다 더 많이 머리로 전해지게 된다.

인력으로 인해 내려가는 혈액이 다리 쪽으로 내려가기가 어려워지는 것이다. 그렇게 되면 잠도 오지 않아 수면 부족을 일으키기도 한다.

여기서 인간이 생각한 훌륭한 지혜가 베개인 것이다. 베개로 머리를 높게 하고, 머리는 이불에서 내놓고 자게 되므로 머리는 차고, 다리로 열이 내려가서 혈행이 다리 쪽으로 흐르기 쉬워지는 것이다.

## 우리 몸에는 자연 치유력이 있다

우리 인체는 각종 분비물(홀몬)에 의한 작용과 기혈(氣血)의 오묘한 작용으로 건강을 유지하고 있고 또한 각종 병마를 퇴치(退治)할 수 있는 자율 치유 능력(自律治癒能力)도 가지고 있다.

바로 우리에게 없어서는 안 되는 물과도 같다. 물은 자정능력(自淨能力)이 있다. 흐르는 물이 저절로 깨끗하게 정화되는 것이다.

만약 오염된 물이 정화되지 않고 흘러갔다고 하더라도 바다로 흐르기 마련인데 그 물은 해수에 함유되어 있는 0.3%의 염분작용에 의해 정화 되는 원리와도 같다.

마찬가지로 우리 인체에 침입한 웬만한 각종 질병은 자연치유 능력으로 치유될 수 있는 것이다.

우리 몸에 자연치유 능력이란 것이 있어서 외부로부터 상처를 입었을 때도 그 상처가 회복되는 과정을 보면 신비에 싸인 인체 구조와 능력에 대해 놀라지 않을 수 없다.

한 예로서 인체에 상처가 생기면 피가 흐르게 되는데 손상된 혈관 부위는 혈소판(血小板)과 섬유소에 둘러싸여 응집물이 형성되어 출혈된 혈액은 상처 표면에 딱딱하게 보호막(딱쟁이)을 만든다.

따라서 그 부위의 거식세포(마크로파지)가 상처 부위로 흘러나와 병균과 파괴된 세포와 이물질(異物質)을 잡아 먹는다. 한편으로는 피부의 맨 윗부분을 형성하고 있는 상피세포(上皮細胞)는 상처 난 부위로 몰려들어 와 딱딱하게 된 보호막 바로 아래에서 만나게 되어 피부를 복구시키기 시작한다.

이와 같이 인체는 조그마한 부분에서부터 전신에 이르기까지 자연 치유 능력을 가지고 있어 웬만한 상처나 병마는 스스로 낫게 할 수 있는 것이다. 마찬가지로 흐르는 물이 막혀서 한 곳에 오랫동안 머물고 있어 염분이 있는 바닷물로 못 가면 정화가 안 되듯이, 인체도 잘못된 습관으로 몸이 뒤틀려 혈액이 순환되지 못하였을 때 병이 생기게 마련이다. 이런 때 혈액을 순환시키기 위해 인위적으로, 즉 운동요법으로 치료를 할 수 있는 것이다.

## 발의 구조

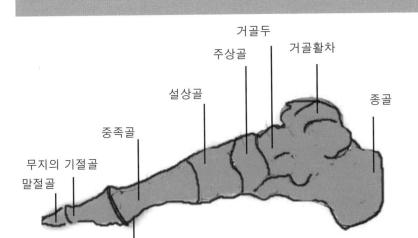

**발의 골격**

## 발의 뼈 구조(발목에서 발가락까지)

양쪽 발을 합해서 52개(4개 종자골 제외)로서 인체의 뼈 206개 중의 1/4를 차지할 정도로 많이 모여 있다.

## 발의 근육

전신에서 제일 강하고 굵게 되어 있어서 운동 작용과 쿠션 작용도 한다.

## 발의 인대

전신 중에서 가장 많이 모여 있으며 복잡한 뼈와 관절을 연결하며 발의 비틀림을 방지하기도 한다. 특히 발바닥에 족저근막이라고 하는 가장 큰 인대는 발바닥을 보호하는 역할을 한다.

## 발의 혈관

발에 있는 무수한 혈관 중에 발등에 많은 모세혈관망이 밀집 분포되어 있어서 심장에서 가장 멀리 떨어져 있는 신체 부위가 발이지만 원활한 혈액순환을 도와주고 있는 것이다. 모세혈관 작용은 심장에서 나온 혈액을 다시 심장으로 되돌려 주는 원동력 구실을 하기 때문에 "발은 제2의 심장" 이라고 하는 것이다.

또한 발에는 아킬레스건 부위와 발등의 충양(경혈)에서 맥박을 감지할 수 있다. 맥박으로 혈액순환 상태를 점검하여 건강 상태를 알 수 있다.

## 발의 신경

발의 신경도 혈관과 마찬가지로 발에 무수히 많이 있는 것으로 보아 발의 운동기능은 단순하지만 전신에 미치는 기능은 대단히 중요하다는 것을 알 수 있다.

## 발에 의한 병의 원인들

### ■ 발의 순환기 계통

스트레스로 인하여 혈액순환이 일정치 않게 되고 혈액순환이 고르지 못

하면 발에 노폐물이 쌓이게 되며, 노폐물이 쌓이게 되면 각 장기가 제 기
능을 수행하지 못해 질병이 되며, 또한 노폐물로 인하여 발 자체의 결함
(피가 통하지 않으므로)이 생긴다.

■ 발은 우리 몸의 2%로 98%의 몸을 지탱하고 있다.
우리 발바닥 면적은 몸의 2% 정도 밖에 되지 않는다. 이렇게 작은 2%의

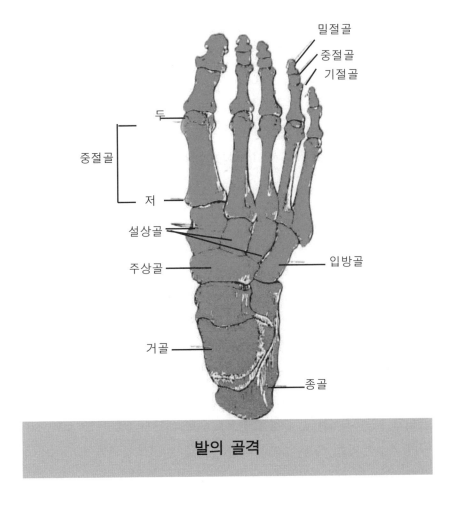

**발의 골격**

발이 나머지 98%에 해당되는 체중을 지탱하는 것은 보통 일이 아니다. 항상 몸을 움직일 때마다 발에 걸리는 하중은 시시때때로 변화되므로 항상 중심을 잡아야 한다. 또한 항상 인력에 상응한 대비를 하여 균형을 잡아야 하는 정말 어렵고 힘든 일을 담당하고 있다. 그러나 많은 사람들은 발을 등한시하고 더욱 혹사시키고 있다. 맞지 않는 구두 또는 높은 구두를 신거나 과중한 체중 등으로 인하여 발에 과도한 부담을 주는 과정에서 발의 결함이 일어나게 되는 것이다.

또한 뼈 발육이 덜된 몇 개월 안 된 유아를 일으켜 세우고 걸음마 연습을 억지로 시키면 성장 후에 심한 후유증이 나타날 수 있다.

또한 불균형한 자세의 습관으로 인해서 발에 과부하가 걸리게 되어 만성적인 발의 결함이 있는 경우도 허다하다. 즉 발은 몸이 쓰러지지 않도록 균형을 잡기 위해 발 자체의 결함은 물론 무릎, 골반, 허리, 척추(경추 흉추 요추) 등에 부담을 주게 되어 여러 가지 결함이 발생하고, 또한 그로 인하여 내장의 질병 원인이 되기도 하는 것이다.

## 발의 결함 종류

발의 결함은 일반적으로 짝짝이 발, 과체중, 과부하, 종골 내반, 외반무지, 평발, 정맥류 정체, 하이아치, 구두 및 척추(경추, 흉추, 요추) 이상, 순환기계 이상, 내분비계 이상 등으로 인하여 발 결함이 발생한다. 또는 고혈압, 당뇨 등으로 인한 발 결함 혹은 선천성 발 결함으로 인하여 신체의 한 부위가 아닌 전신에 파급된다. 발 결함은 내장 및 전신의 질환으로 파급되고, 또는 음식물 및 환경 요인으로 인한 내장의 질환이 발 결함으로 나타날 수도 있다. 즉 한 부위의 결함(장애)은 전신의 장애로 퍼지는 것이

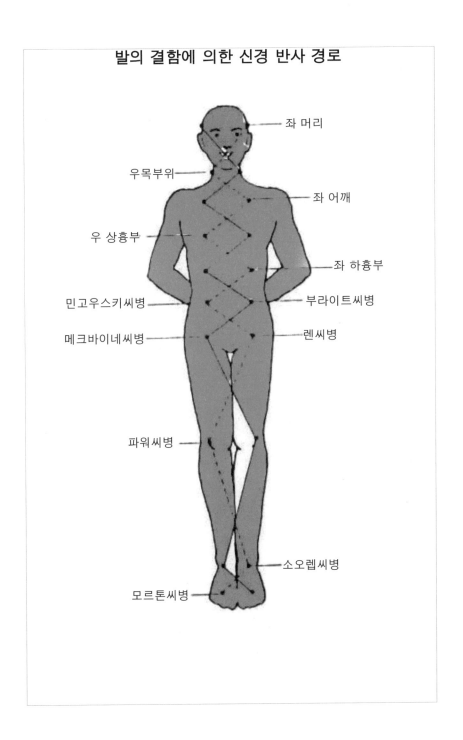

발의 결함에 의한 신경 반사 경로

좌 머리

우목부위

좌 어깨

우 상흉부

좌 하흉부

민고우스키씨병

부라이트씨병

메크바이네씨병

렌씨병

파워씨병

소오렙씨병

모르톤씨병

으로 휘어짐을 조정(버니언, 버니트 조정), 지골 조정, 중족골 조정, 거골 조정(족관절 조정), 무릎 조정, 발의 아치(종궁, 횡궁) 조정, 고관절 조정 등 발을 구성한 골(뼈)의 이상을 조정 해소해야 한다.

또한 무엇보다도 중요한 것은 과체중이 안 되도록 노력해야 하며, 발에 불규칙한 과부하가 걸리지 않도록 편안한 신발을 선택해야 하고 균형 있는 올바른 자세를 취하는 습관을 가져야 한다.

# 마사지 실전 기술

정확한 지점을 명
확하게 강조한다.

그림과 같이 엄지의
볼 모양 부위를 살며
시 압박한다.당뇨병에
걸려 있는 환자들, 비
질환 계통의 환자들
에게 혈도를 자극하
거나 마사지해서 병
을 이겨낼 수 있다.

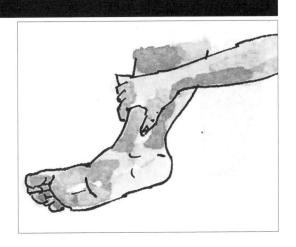

## 신체의 활력을 강화시키는 혈점

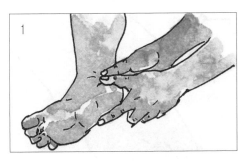

1의 그림과 같이 중완, 관원 ,
노궁혈점을 양엄지로 늘리기

2의그림과 같이 가로지른 상
태로 양엄지를 나란히 하고
두 엄지로 늘리기

혈도점은 전신에 900여 개를
주로 이용하고 있다.
전신의 혈도점만으로도 전체
적인 신체 상태를 조절 및 조
정할 수 있다. 특히 정신적 육
체적 원기를 회복하는 데도
혈도기본형을(특효 혈점) 사
용한다.

# 하나의 엄지 위에 다른 엄지를 포개 누른다 (강한 압박)

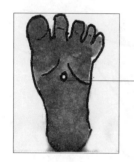

용천, 곡천의 혈을 누른다

용천

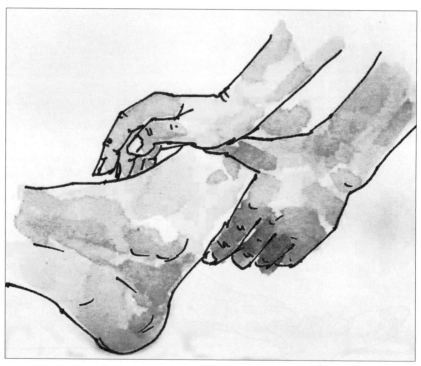

협곡을 엄지 위에 손바닥을 올려서 누르기

## 가볍고 넓은 부위를 위한 손바닥 압박

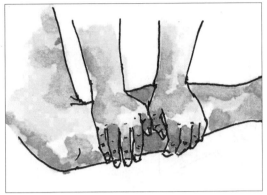

흉추 11번, 12번 = 요추 2번
비유: 극돌기 하단에서 약 2횡지(두 손가락) 외측
신유: 극돌기 하단에서 약 2횡지 외측

족삼리: 혈점 마사지를 할 경우 전신 조정 기본 혈로 병명이 나오기 전에 사용한다.

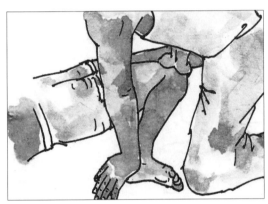

## 엄지와 손가락 사이로 꽉 쥔다

근육을 확실하고 가볍게 잡을 것(강약을 준다.)

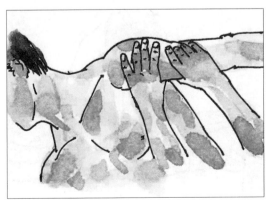

정확한 포인트에 깊은 압박과 함께 한다

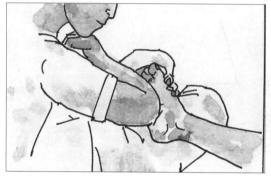

한증 특히 냉, 현기증
에 특효혈이다.
용천은 혈도술에서 기
본혈로 중요시하는 운
동 부위이다.

전완(팔뚝)으로 강하게 압박한다

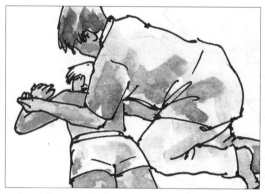

더 넓은 부위와 더 강한
(무거운) 압박을 위해서
자기 봄의 체중을 실어
팔굽으로 누른다.

더 넓은 부위와 더 강한 압박을 위해 무릎으로 누른다

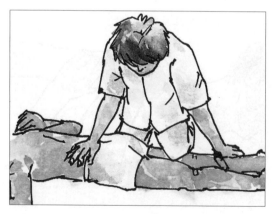

불면증 치유점
중완, 양문, 중극 배꼽과
치골 상선을 5등분하여
위에서(4/5점)혈도점의
자극은 어느 혈도점이라
도 진정 효과를 가져온
다.

## 발바닥으로 지압하기

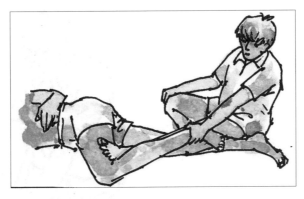

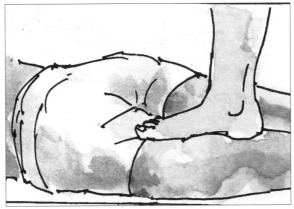

### 치유 요령
1) 소화기, 호흡기, 순환기 외의 특정 기관에 증상이 국한되는 수가 있다( 상응 부위에 치유점 이용).
2) 전체를 한번에 치료하는 것보다는 반응이 강한 곳을 치유점으로 한다.
3) 정신적 스트레스는 제일 먼저 없애야 한다.

### 압박하는 시간
압박하는 사람(시술자)은 호흡하는 동안 지속해야 한다(흡입과 배출의 한 주기).

## 마사지사의 손과 몸의 자세(위치)

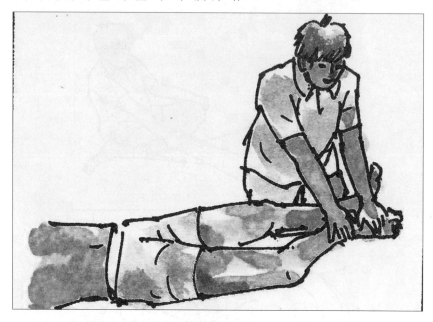

피술자의 옆에 무릎 자세는 편리한 자세이다.
이 자세는 올바르고 편리하다.

### 고정자세
받는 사람은 등을 대고 눕는다. 마사지사는 어느 한쪽에 무릎을 꿇는다.
마사지사는 모든 마사지 교사들을 인정해야 하며, 훌륭한 마사지를 해주기 위해서는 깨끗하고 진중된 마음가짐으로 해야 한다

# 손 마사지

발마사지 대신 손마사지법도
효과적으로 발마사지와 버금
간다

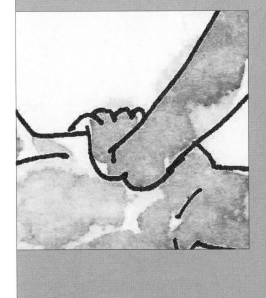

## 팔 마사지 (팔을 손바닥 위로 펴게 한다)

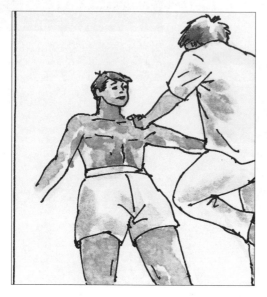

그림과 같이 등을 대고 (뒤로 반듯이) 누인다. 팔을 손바닥 위로 편다.

**적응증**

심근부전,심내막염, 심장 판막증, 선천성 심장 장애, 심근염, 협심증

## 팔을 벌리게 한다

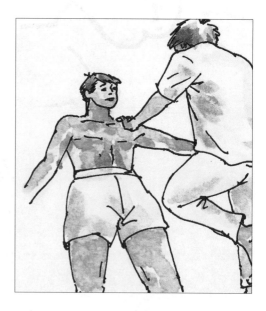

그림과 같이 손바닥으로 어깨 부위 ( 삼 각 근 )를 15~20초 동안 살며시 압박 한다.
그리고 천천히 푼다.

**기능 효과**

극산병, 대동맥통, 심장성 천식
지방심, 심장신경증, 심낭염

## 기능 효과

심낭수종, 부정맥, 동맥경
화증, 고혈압증, 저혈압증,
대동맥 매독, 대동맥류, 빈
혈, 백혈병, 심계항진, 신
경성심계항진, 심근경색증

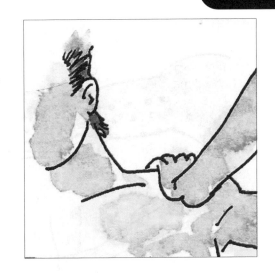

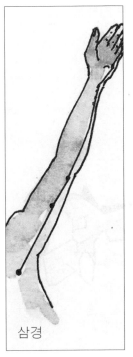

삼경

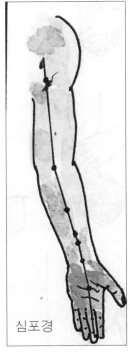

심포경

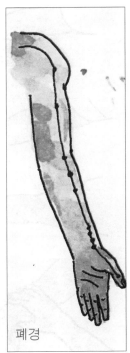

폐경

엄지로 팔의 안쪽 3개 라인을 팔목에서 팔까지 압박한다

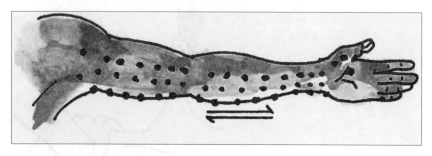

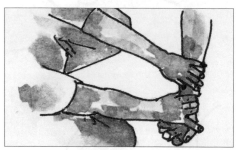

첫번째 — 검지 라인
두번째 — 중지 라인
세번째 —새끼손가락 라인

**편마비 치유점**
소해, 합곡 : 보조혈도점
곡택 : 상완이두근린 내열
내관 : 전완장측 중앙

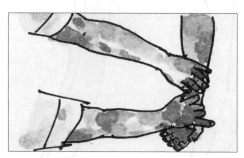

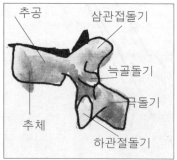

추공
삼관접돌기
늑골돌기
극돌기
추체
하관절돌기

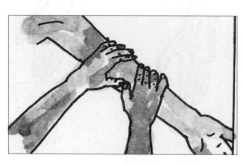

남― 견관절 운동 가동력 향
상
여― 유즙분비부전 및 유천
염 방지
치유점 : 중부,단중,중완

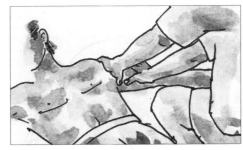

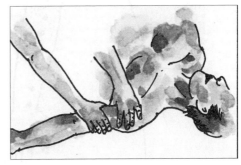

## 손바닥으로 팔 누르는 것을 반복한다

삼초경은 심포중에서 가지를
이어 받았다.

### 적응증

상,중,하초를 다스린다.
삼초병은 소장의 제1병과 동
일하다.
하복부제병, 자궁질환, 임독
막병을 치료한다.
알레르기 질병에 효과가 높
다.

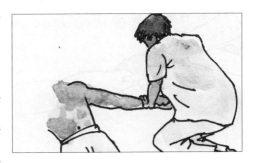

식도가 협착하여 위궤양, 인
후염, 간염, 말초의 혈행이 잘
안 되고, 불임증, 나팔관염 등
의 부인병, 신장에 적이 생겼
을 때는 삼초경을 마사지해주
면 큰 효과를 본다.

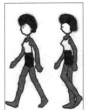

삼초경

## 폐경, 계열 마사지법

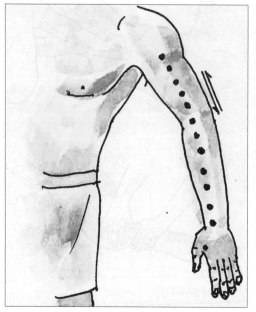

받는 사람의 손바닥을 바닥 쪽(밑)으로 놓고 손바닥으로 바깥팔과 손을 압박한다.

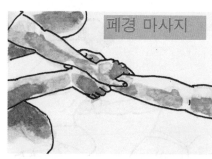

폐경 마사지

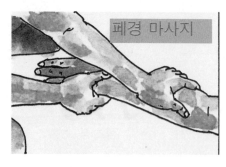

폐경 마사지

### 형상

대장은 회장, 광장이라고도 불린다. 길이가 약 1.5m인데 강력한 위산으로 세균을 죽여 없애버리기 때문에 세균의 침입을 받지 않는다(상부).
궤양은 거의 75%가 십이지장에서 발생한다. 소장이 한끼 식사 처리하는 데는 3~8시간이 걸린다. 이것을 대장은 수분을 뽑아 혈액 속으로 되돌려 보낸다.
(12~24시간)
설사는 심한 탈수 현상을 일으킬 수 있으므로 더 위험하다.
지방질을 삼가하고 과일, 잎이 많은 야채, 현미 등은 충분히 먹어야 한다.

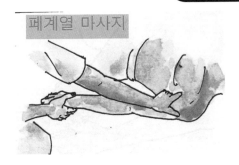

폐계열 마사지

엄지와 손가락으로 반죽하듯이 주무른다

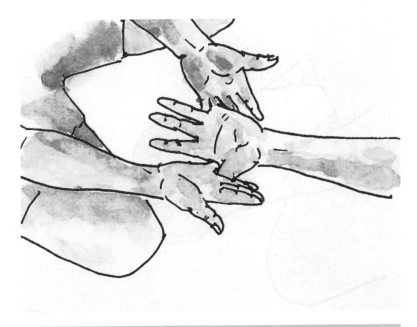

**적응증**

축농증, 편도선염, 단아, 쌍아, 페스토마, 만성 기관지염, 폐결핵

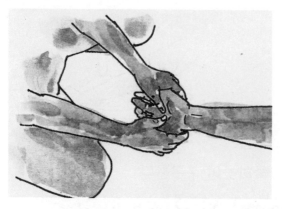

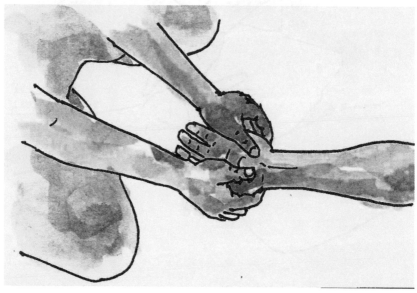

## 효과

급성기관지염, 만성기관지염, 기관
지협착증, 기관지천식, 폐기종, 폐
수종, 급성폐렴, 폐진증, 폐기종,
폐결핵, 폐농양에 효과를 볼 수 있
다.

# 엄지로 손등과 손가락을 압박한다

**효과:** 흉통, 구토, 기관지염, 백일해, 유행성 감기, 천식, 폐결핵, 수근관 절제 질환, 각혈, 인후 종통에 효과 우수.

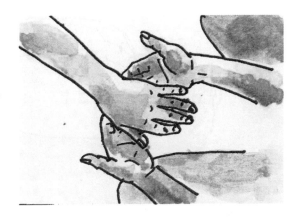

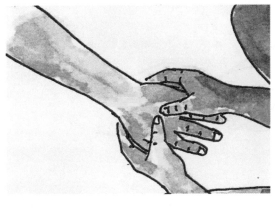

**효과:** 편도선염, 소아의 소화불량, 해수, 정신분열증, 급체, 폐렴, 급성고열, 이하선염

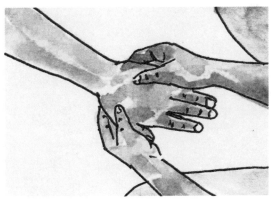

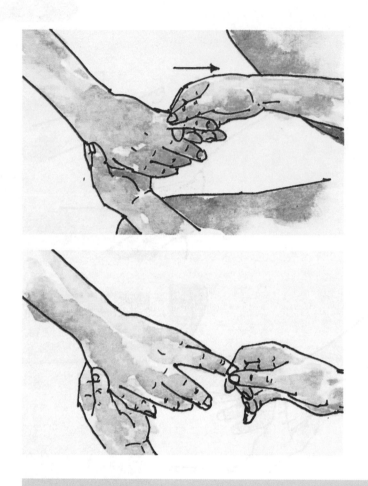

**효과**

맹장염, 충수염, 직장탈출, 대장염, 적응증 변비, 직장암, 궤양성 대장염, 설사, 장결핵, 치질, 세균성이질

손가락들을 당기고 뚝 소리나게 이완시킨다

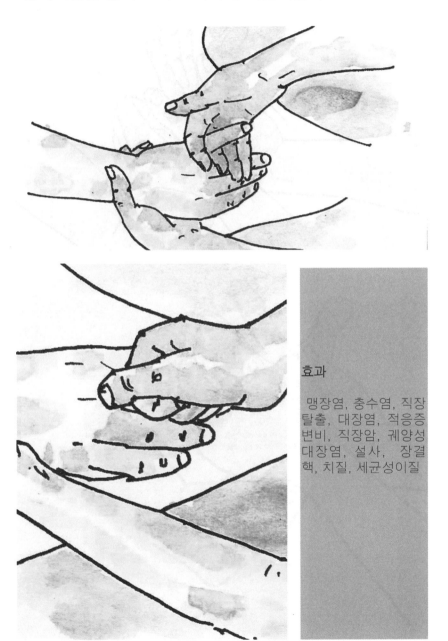

효과

　맹장염, 충수염, 직장
탈출, 대장염, 적응증
변비, 직장암, 궤양성
대장염, 설사, 장결
핵, 치질, 세균성이질

비틀어준 손가락을 위아래로 압박하고 위쪽으로 당긴다.

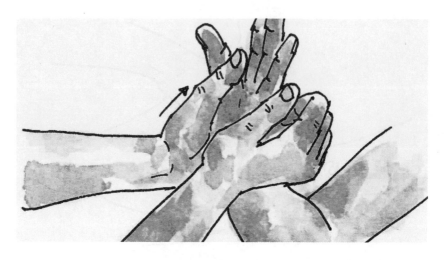

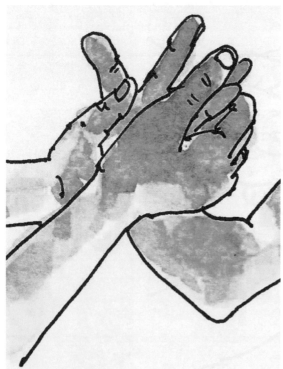

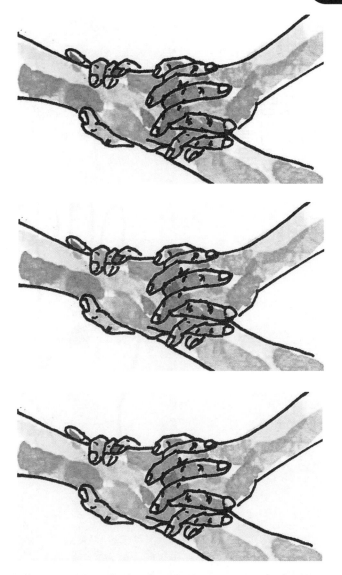

위의 그림대로 다른쪽에서 반복한다.

**적응증**
수부건초염(초)압통점을 찾는다.

# 질병에 따른
# 지압법과 올바른
# 걸음걸이

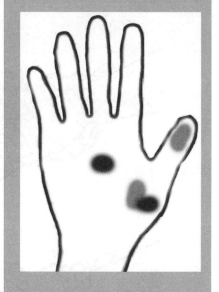

우리 몸의 오장육부 중에서 귀
를 총 주관하는 것은 신장이
다.
또한 귀는 머리의 활동을 나타
낸다.

그림에 지정한 손바닥 머리,목,식관 등의 반사구
에 손지압 혈자리

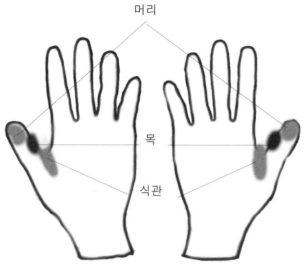

머리

목

식관

그림에 지정한 손바닥의 호흡기 구내, 간장, 신
장, 췌장 등의 반사구에 지압 혈자리.

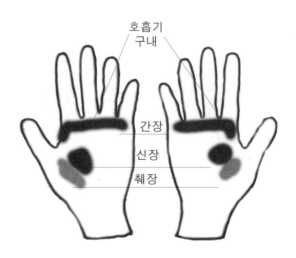

호흡기
구내

간장

신장

췌장

그림에 지정한 손바닥의 머리, 어깨, 축두 등의
반사구에 지압 혈자리.

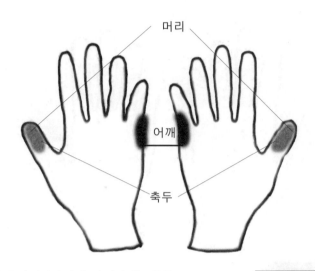

머리

어깨

축두

그림에 지정한 손바닥의 눈(장), 눈(심장), 목등
의 반사구에 지압 혈자리

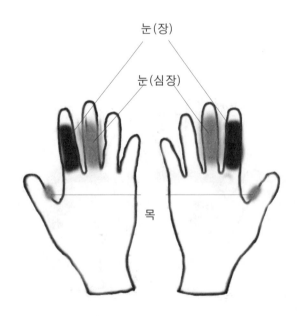

눈(장)

눈(심장)

목

그림에 지정한 손바닥의 목, 어깨 등의 반사구
에 지압의 혈자리

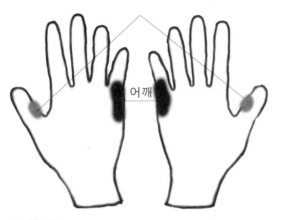

어깨

그림에 지정한 손바닥의 머리, 부신, 췌장,
소화기 등의 반사구에 지압의 혈자리

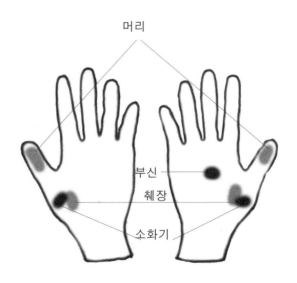

머리

부신

췌장

소화기

# 올바른 걸음걸이

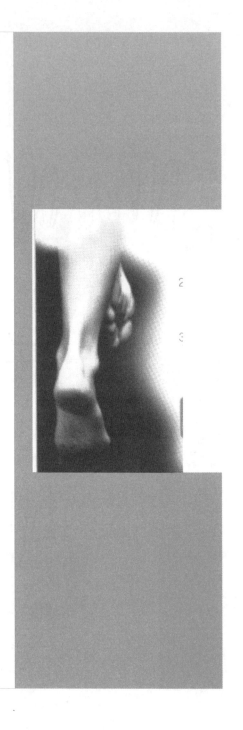

걸음걸이는 전신 운동으로 올바른 자세 교정은 물론이고 자세 교정에 따라 얼굴형도 올바르게 된다.

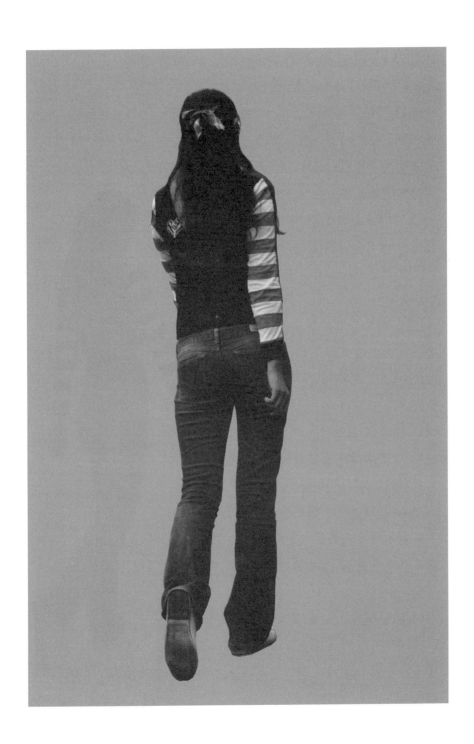

# ─잘못된 걸음걸이가 삐뚤어진 몸체를 만든다.

　우리는 어렸을 때부터 걸음걸이의 가르침에 대해 전혀 모르면서도 인생에 아무 문제없이 살아왔다. 그러면서 우리는 항상 걸어 다니면서 걸음조차도 잘못되어 있으면서도 누구나 다 그렇게 걸었었고 또 그 걸음에 익숙해져 삐뚤어진 몸으로 갖가지 질병을 키우고 있다.

　우리의 똑바른 체격은 만병을 물리치고 있다는 사실은 누구나 다 알고 있는 사실이다.

　삐뚤어진 몸체는 여러 가지 원인에 의해서 만들어진다.

　어렸을 때부터 걸음걸이의 습관, 즉 X자 걸음걸이, 8자 걸음걸이, O자 걸음걸이 등이 있고 반대로 생활 습관이나 직업병에서 오는 경우도 있다. 이렇듯 우리는 비뚤어진 몸체에 관해서는 가벼운 신경을 쓰지 않고 어디가 아프면 우선 손쉬운 약방이나 병원을 찾는 것이 일쑤다.

　올바른 걸음걸이에 익숙해지면 자동적으로 팔다리와 몸전체의 조화로 오장육부와 12경락의 운행이 좋아져서 우리 몸 속에 축적된 독소와 막힌 어혈 등이 풀린다.

　그것은 보행법과 주행 동작이 전신의 유관기관끼리 서로 도우면서 공명될 수 있도록 인체의 생명공학에 입각해 가장 적합한 동작으로 완성된 생명 조화의 묘법이 있다.

그러면 지금부터라도 올바른 걸음걸이로 보다 건강과 활력을 되찾는 인생관을 바꾸어 보기 바란다.

운동이 보약 보다 좋다. 건강하기 위해서는 운동이 필수적이라는 것은 누구나 잘 알고 있는 사실이다. 따지고 보면 맛사지, 침술, 쑥뜸봉, 운동 등이 우리의 건강을 지키기 위한 근본적인 원리는 같은 것이다. 침은 막힌 혈자리에 인위적으로 자극을 주어 혈을 움직이게 하는 방법이고, 쑥뜸봉은 막힌 혈자리를 따뜻하게 하여 자극을 주어 움직이게 하는 것이고, 운동은 움직여서 혈을 유통시키는 것이다. 이 중에서 가장 효과적인 방법이 운동이다. 다른 방법은 병이 있는 혈을 찾아서 국부적인 치료법이고 운동법은 전체적으로 누구의 힘을 안 빌리고 혼자서 할 수 있는 방법이다.

운동 중에도 누구나 손쉽게 효과적으로 할 수 있는 것이 바로 걷기운동인 것이다. 또한 생활의 필수적인 걸음걸이는 생활 속에서 언제나 할 수 있는 운동이다.

다른 운동처럼 시간과 장소를 요하지도 않고 남녀노소 누구에게나 구애받지 않으며, 특히 발마사지는 필연이고 모든 병을 치료 내지는 예방이 된다.

특히 바른걸음걸이는 모든 사람에게 필수적이지만 당뇨병, 고혈압, 뇌졸중, 뇌동맥경화증은 뇌세포에 산소와 영양 물질을 공급하고, 대사 산물을 운반하는 뇌혈관에 생긴 질병으로 모두 운동 부족과 관련되므로 꾸준히 운동을 하면 우선 심장이 단련된다.

이렇게 단련된 심장은 힘있게 뛰면서 뇌와 온몸에 골고루 피를 보내준다. 따라서 유연한 혈관의 탄력으로 건강을 유지한다.

또한 심장이 힘있게 뛰면 혈액순환이 빨라지면서 혈관 벽을 굳게 하는 콜레스테롤이 혈관 벽에 들어붙지 못하게 하며, 뇌에 보내는 산소와 영양을 좋아지게 하고 대사 산물도 빨리 내보내 뇌의 피로도 빨리 왕성하게 한다.

걷는 일은 모든 운동 가운데서 가장 긴 시간을 차지하고 있는 데다가 누구나 쉽게 할 수 있는 최상의 운동이다.

걷는 것은 주로 다리 운동인데 호흡기 기능도 촉진해 자연히 전신적인 운동이 된다.

또 정신적인 노력을 필요로 하지도 않고 장시간 계속해도 비교적 피로가 적다. 공기가 좋은 환경이나 조용한 자연 속에서 걷기를 계속할 때에는 신체의 발육에도 매우 바람직한 효과를 가져다 줄 것이다. 그러나 최근 교통 수단의 발달과 학습이나 사무 능률의 향상에 따라 사람들은 점점 더 걷지 않게 되고 또 걷는 것을 좋아하지 않게 되었다.

중년이 지나서부터는 노쇠 현상이 나타나는데 사람은 먼저 다리부터 늙어 간다고 이야기되고 있다. 뿐만 아니라 젊은 때에도 신체 발육의 기반은 다리이기 때문에 이것을 소중하게 여겨 단련할 필요가 있다.


## 올바른 걸음걸이

걸을 때 양팔의 동작을 통해 허리와 엉덩이의 회전과 공명하는 양 팔은 손가락 사이를 자연스럽게 벌리고, 손 끝이 서로 마주보게 하여 가볍게 좌우로 흔들며 이 때 팔을 뻗치는 편의 반대쪽 발 뒤꿈치를 충분히 들면서 몸이 뜨는 느낌의 동작 기운을 키운다.

양발을 지면에 붙이며 허리를 충분히 돌리면서 몸통의 좌우 회전 진행에 운신을 넓혀 주기 위한 동작이다.

두 눈은 먼 곳을 바라보되 양미간을 활짝 펴고, 입은 미소를 머금은 채 가볍게 다물며, 혀끝은 윗잇몸에 올려붙인다. 잡념은 모두 털어버리고 가벼운 마음으로 걷기를 즐기도록 한다. 보행 속도는 1분 간에 50-60보가 적당하나 익숙해진 후에는 신체 상태를 보아 가며 적당히 속도를 늘려도 된다.

## 바르게 걷기

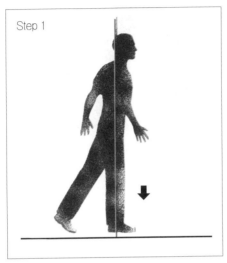

무게 중심이 앞에 있는 바른 걸음 자세

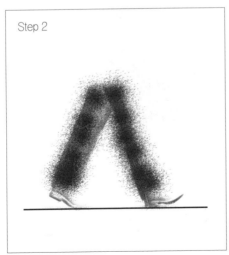

발 가운데와 닿기

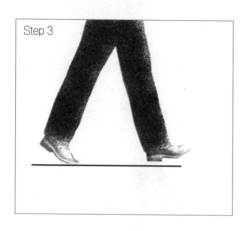

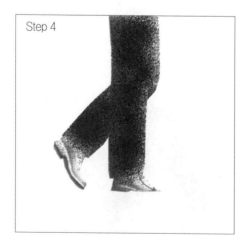

양 무릎은 고정시킨 상태와 구부린 형태의 두 가지 자세에서 할 수 있다.

시선은 항상 정면을 보면서 양팔이 돌아가는 방향으로 어깨를 따라 허리와 엉덩이도 같이 움직인다.

걸을 때 무릎을 앞으로 내밀지 않고 뒤로 젖히는 모양으로 동작을 취하며 출발과 동시에 전신 중심을 잡아 상체와 무릎이 같은 방향으로 진행하도록 일체감을 갖는다.

실제로 무릎이 앞장서서 나가면 몸은 이끌려가듯이 진행한다.

전체 중심을 잡아 일체감 있게 나가면 몸 전체가 능동적으로 진행하는 식이 된다.

양발의 좌우 접촉은 발바닥 구동 중심의 흐름은 발뒷꿈치 우너형 부분의 기점을 시작으로 엄지 발가락의 원형 쪽으로 흘린다.

걸음을 교대하는 동작에서 바닥에 내딛는 동작을 습관적으로 떨어뜨리지 말고 살려낸다. 그 핵심은 발을 쿵 하고 내려 놓았다가 무의식적인 동작으로 다시 들어 교대하는 것이 아니라 발을 지면에 내려 놓을 때 쿵 하고 한번에 내리 꽂으며 힘이 바닥을 그냥 부딪치는 것이 아니라 자연스럽게 쿵 하는 식으로 발이 바닥에 부딪치는 순간 반동하는 힘을 가지고 무릎을 가볍게 들면서 앞을 향해 움직인다.

그러면서 바닥을 찍는 데 걷는 목적이 있는 것이 아니고 일단 부담해야 할 인체의 하중을 가볍게 받아 다음으로 나가는 것이 목적이기 때문에 지면에 닿자마자 살짝 들듯이 반동으로 다음 동작과의 원활한 동작을 취한다.

마치 고양이가 소리없이 걷는 것처럼 부드러운 느낌으로 양발을 교대 한다.

## ―바른 걸음의 기본

1. 복부를 긴장시켜 자세를 바르게 한다.
2. 무릎은 펴서 보폭을 넓힌다.
3. 피로하지 않을 정도의 속도로 걷는다.
4. 발에 맞는 구두를 선택한다.
5. 상하 좌우의 움직임을 적게 한다.
6. 똑바로 걷는다.
7. 발바닥의 아치를 살려서 걷는다.
8. 손을 흔들며 걷는다.
9. 좌우 대칭으로 걷는다.
10. 심장과 폐로 걷는다.

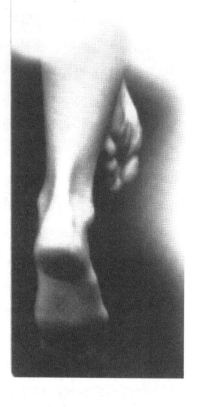

기본 자세를 익혔으면 워킹을 시작한다. 심호흡으로 들어올려진 몸이 비스듬히 앞으로 끌어당겨지듯이 걷는다. 즉, 몸 전체로 워킹을 하는 것이다.

허리를 정점으로 해서 다리를 내민다.

걸음을 걸을 때는 무릎 아래의 다리만이 아니라, 넓적다리로 걷는다. 이것은 허리를 정점으로 다리를 내밀도록 하는 것이다.

왼쪽 다리를 내밀면 허리도 왼쪽으로, 또 오른쪽 다리를 내밀면 허리도 오른쪽으로 움직이도록 하는 것이 좋다. 허리를 중심으로 하여 다리가 나가게 되면 그만큼 다리가 길어 보이고 보폭이 넓어진다. 이 동작을 계속하면 다리를 가늘게 하는 효과는 물론 쉐이프업 효과도 기대할 수 있다.

# 걸음걸이 운동의 효과

## ―혈액 순환

혈관의 상태가 좋아지면 혈압의 흐름도 역시 좋아지는데 혈압은 보통 120~80mhg이다. 즉, 혈관의 최고와 최저 압력으로 120mhg란 심장이 혈액을 방출하는 동맥에 주어진 압력이요, 80mhg는 심장이 움츠러들었을 때의 압력이다. 물론 이 수치는 안정되어 있을 경우이다.

평소 운동을 하는 사람은 탄력성이 있으므로 혈압 수치가 내려갈 수도 있지만 체력이 약한 사람은 혈압 수치가 높아지며 대체로 운동을 하거나 흥분을 하게 되면 혈압이 올라가게 되어 있다.

걸을 때의 충격은 뇌의 혈액 순환을 좋아지게 하는데, 이것은 혈압이 낮아지게 하여 콜레스테롤의 증가를 막아 주는 것은 물론 심근경색과 뇌경색을 예방하고 폐의 기능을 높이는 데에 큰 역할을 담당한다. 혈관이 증가하면 자연히 넓어져 혈액이 부드럽게 순환하는 동시에 혈압은 내려가게 된다. 이것은 동맥에 부착되어 있는 콜레스테롤을 제거하여 심장병을 막아 주고 설사 발작이 일어난다고 하더라도 혈액 공급이 원활해서 회복이 빠르다.

미국의 운동학자 K.H. 쿠퍼 박사의 설명에 의하면 버스 운전기사는 계속 걸어다니는 안내양에 비해 약 2배나 심장병에 많이 걸린다는 통계가 나온 적이 있다. 〈쿠퍼 바사의 지난 통계〉

우리나라에서도 우체국 직원의 건강 진단을 실시하였더니 배달부에 비해 실내 사무실 직원에게 심장병이 걸린 비율이 높다는 결과가 나왔다.

이처럼 다리 운동 여하에 따라 심장병의 발병률도 다르다. 따라서 걷는 사람보다 걷지 않는 사람이 심장병에 걸릴 확률이 더 높다는 것을 알 수 있다.

# 올바르게 걷기

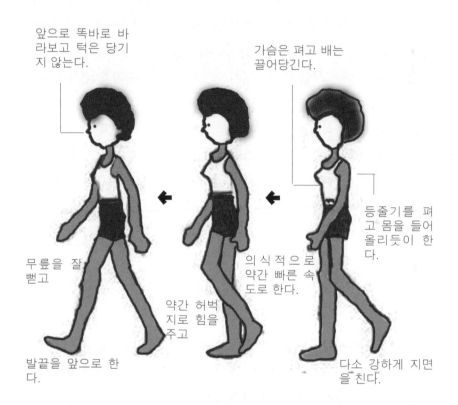

앞으로 똑바로 바라보고 턱은 당기지 않는다.

가슴은 펴고 배는 끌어당긴다.

무릎을 잘 뻗고

약간 허벅지로 힘을 주고

의식적으로 약간 빠른 속도로 한다.

등줄기를 펴고 몸을 들어 올리듯이 한다.

발끝을 앞으로 한다.

다소 강하게 지면을 친다.

## —근육 강화

걷기는 어느 운동보다도 많은 근육을 사용하게 되는데 다리의 근육만이 아니라 배의 근육, 둔부의 근육도 사용하는 것이다. 한 걸음 다리를 내딛는 것은 다리의 근육 반복 운동을 하는 것과 마찬가지이며 다리의 근육을 강화하는 데 도움이 된다.

특히 제 2의 심장이라고도 하는 다리는 걸음으로써 근육이 수축 신장을 되풀이하여 다리에 고이기 쉬운 혈액을 심장으로 환류시킨다. 이로 인해 신체적 긴장은 자연히 풀어지게 되는 것이다. 당뇨에 걸리면 자연히 섹스 능력도 약해지게 되는데 많이 걸을수록 근육이 단단해진다.

이렇게 되면 점차 근육이 튼튼해지는 동시에 힘이 유연해져서 성 능력도 향상되는 것이다. 이 같이 허리 근육을 단련하는 것은 요통 방지를 하는 데 있어서는 가장 좋다.

근래에 와서 높은 건물이 많이 생기면서 건물에 들어서면 엘리베이터를 찾게 될 정도로 엘리베이터가 없는 곳이 없다. 걷는 것도 평지보다는 언덕길과 계단을 이용하여 훈련하는 것이 효과적이다 대중교통을 이용하라.

우리가 불과 10여 계단만 오르내리는 것도 근육 활력에 놀랄 만큼 많은 도움을 준다. 올라가는 경우에는 신체의 중심을 밑에서 위로 이동하는 것이기 때문에 다리의 근육을 사용하게 되므로 상당한 운동량이 필요하다.

반면에 계단을 내려가는 것에는 평형감각(균형)도 필요하기 때문에 산에 올라가는 것보다는 내려가는 것이 더 힘들다고 하는 것이다. 이것은 신체가 아래로 떨어지려는 기울기가 있기 때문에 이것을 억제하려고 전신의 근육이 상당한 힘을 필요로 하기 때문이다.

특히 팔과 엉덩이를 사용하여 몸을 꼿꼿이 세움으로써 평형감각을 유지하기 때문에 다음날 대퇴부가 단단해지고 아프게 되는 것이다.

## 걸으면서 호흡하기

걸음을 걸으면서 하는 기공을 행보공(行步功)이라 한다. 걷는 동작이 위주가 되므로 동공에 속하며 종류도 여러 가지가 있다. 걸음을 걷는다는 것은 그 자체가 훌륭한 보건 운동이므로 특히 만성질환 환자의 보조적 운동 요법으로 권장되고 있다. 그런데 행보공은 거기에 호흡법과 팔운동까지 배합했으니 그야말로 금상첨화라 할 것이다. 행보공은 출퇴근할 때, 산책할 때, 야외로 소풍 나갈 때 등 걸음을 걸을 때는 언제든지 할 수 있어서 매우 편리 하며 기공의 생활화에도 도움이 된다.

여기에 간단한 행보공 몇 가지를 쉬운 것에서부터 차례로 소개한다.

## 네 걸음에 한 호흡하기

두 걸음(오른발과 왼발)에 들숨, 다음 두 걸음에 날숨을 맞춘다. 즉 네 걸음에 한 호흡을 한다. 세 걸음에 들숨, 다음 세 걸음에 날숨을 맞출 수도 있는데 이때는 여섯 걸음에 한 호흡이 된다. 걸음이 빠를 때는 네 걸음에 들숨, 다음 네 걸음에 날숨을 맞춰도 되는데 여덟 걸음에 한 호흡을 하게 된다. 호흡은 보통 코로 깊이 들이쉬고 코로 길게 내쉬되 자연호흡법을 택한다. 숨이 차지 않는 범위 내에서 걸음 수와 호흡을 조절한다. 팔의 동작은 평상시 걸을 때와 같다.

연공 시간은 처음엔 20-30분, 걷는 거리는 2킬로미터 정도가 적합하지만 숨이 차지 않는 범위에서 시간과 거리를 점차 연장해 나간다.

평식행보공은 평상시의 그릇된 호흡법, 즉 짧고 얕은 호흡 습관을 교정하여 폐의 호흡 기능을 증강시키는 효과가 있으므로 누구에게나 적합한 공법이다. 그렇다고 처음부터 무리를 해서는 안 된다. 어디까지나 순서를 밟아서 처음엔 네 걸음에 한 호흡으로 시작해서 익숙해진 후에 여섯 걸음에 한 호흡, 다음엔 여덟 걸음에 한 호흡으로 넘어가도록 한다.

## 네 걸음에 단위로 들숨들숨, 날숨, 호흡 안 함

네 걸음(4보)을 한 단위로 해서, 첫째 걸음에 들숨, 둘째 걸음에도 들숨, 셋째 걸음에 날숨, 넷째 걸음엔 호흡을 하지 않는다. 이것이 호흡 사보공이라 한다.

호흡사고봉은 항암공에서 강신법이라 불리는 공법으로 각종 신장병 수종, 당뇨병, 심장병, 부인과 질환 등 적응증이 광범위하며 암증에도 효과가 있는 것으로 되어 있다.

## 네 걸음에 한 단위로 세 번 들이쉬고 세 번 내쉬기

네 걸음(4보)을 한 단위로 해서 처음 두 걸음에 연속적인 들숨 3회, 다음 두 걸음에 역시 연속적인 날숨 3회를 맞추는 방법인데 여기에 팔의 동작이 배합되어 있다.

걸을 때 몸 전체는 편안한 상태를 유지해야 한다. 걸음걸이에 맞춰 머리를 좌우로 자연스럽게 돌리면서 몸통도 이에 따라 가볍게 좌우로 움직이도록 한다.

호흡은 코로 들이쉬고 코로 내쉬되, 들숨은 제1보(오른발)에서 짧고 강하게 한 번 들이쉬고 끊었다가 제2보(왼발)에서 연거푸 한 번 더 들이쉰다. 숨소리가 귀에 들릴 정도로 한다.

날숨은 제3보(오른발)에서 하게 되는데 기관과 인후를 활짝 열어놓아 공기가 저절로 빠져나가도록 한다.

제4보(왼발)에서는 날숨이 끝난 상태를 그대로 유지하면서 숨을 더 이상 내쉬지도 않고 들이쉬지도 않는다.

두 눈은 먼 곳을 바라보되 양미간을 활짝 펴고, 입은 미소를 머금은 채 가볍게 다물며, 혀끝은 윗잇몸에 올려붙인다. 잡념은 모두 털어버리고 가벼운 마음으로 걷기를 즐기도록 한다. 보행 속도는 1분에 50-60보가 적당하나 익숙해진 후에는 신체 상태를 보아 가며 적당히 속도를 늘려도 된다. 한 차례 연공 시간은 20분 정도로 한다.

2보를 한 단위로 첫 걸음에 연속 2번 들숨 둘째 걸음에 날숨 연속 두 걸음(2보)을 한 단위로 해서, 첫째 걸음(오른발)에서 연속적으로 두 번 숨을 들이쉬고, 둘째 걸음(왼발)에서 한 번 짧게 숨을 내쉰 후 잠깐 '휴식' 한다.

숫자를 세면서 자연 호흡산책을 한다든가 출퇴근길에 무조건 걸을 때는 하나서부터 백까지 속으로 숫자를 세면서 자연호흡으로 걷는다. 숫자 하나에 한 발자국, 생각은 양 발에 갖는다. 숫자 세는 것은 잡념을 없애는 데 큰 몫을 하므로 이러한 방법을 습관들이면 자연히 호흡법과 기가 축적되어 활력이 생기게 되고, 숫자를 빨리 세면 걸음걸이도 빨라진다.

## 항문 조였다 펴기

인체의 각 부위에 고루 분포되어 있는 경락들 중에서 기공이 가장 중요 시하는 것은 몸통의 앞쪽과 뒤쪽 한가운데 아래위로 뻗어 있는 임맥(任脈)과 독맥(督脈)이다. 이 두 경락은 이를테면 중앙대로와 같은 것이어서 이것이 잘 소통되지 않으면 다른 모든 경락들도 기혈이 원활하게 흐를 수 가 없게 된다.

그런데 임맥과 독맥은 몸통 맨 아래쪽 회음혈이라는 곳에서 서로 맞닿아 있다. 하복부 단전에 축적된 기는 임맥을 따라 아래로 내려가 회음에 이르며, 여기서 독맥으로 노선을 바꾸게 되므로 회음은 그 접속점이 된다. 그리고 복강 안을 아래위로 뻗은 또 하나의 경락인 충맥(沖脈)도 여기서 임맥 독맥과 연결되므로 회음은 그야말로 교통상의 요충이다. 뿐만 아니라 회음은 양 다리의 힘이 역학적으로 맞물리는 곳이기도 하다.

회음의 정확한 위치는 남녀 외생식기(성기)와 항문 사이의 밋밋한 곳이다. 이 부위는 임맥과 독맥, 그리고 충맥의 연결점인 만큼 항상 기혈이 잘 흐를 수 있는 상태에 있어야 한다. 그렇지 못할 경우 이들 경락의 기혈 소통을 악화시켜 그 영향이 전신에 미치게 된다.

회음과 맞붙어 있는 항문에 치질이라는 병이 빈발하는 것도 여기에 원인이 있다. 기공에서는 기혈이 회음 부위를 잘 흐를 수 있도록 의수법이나 운기법을 채용하기도 하지만, 그보다는 그 부위를 지압하거나 안마하는 방법이 더 직접적인 효과를 기대할 수 있다. 하지만 회음은 지압이나 안마를 하기에 편리한 부위가 못된다. 언제 어디서나 손쉽게 할 수 있는 부위가 아니라는 뜻이다.

무엇보다도 좋은 방법은 회음 부위의 근육 운동이다. 근육 운동은 수축과 팽창의 반복에서 오는 최적의 변화를 통해 정체된 기혈을 밀어내고 신선한 기혈을 받아들이는 작용을 한다. 그러나 근육 운동을 한다 해도 회음만을 움직일 수 있는 근육이 따로 있는 것은 아니다. 그 주위에 얼기설기 얽혀 있는 다른 근육을 운동시켜 회음도 따라 움직이게 할 수밖에 없다. 회음 주위의 대표적 수의근(隨意筋)으로는 항문 내외괄약근과 항제근(肛提筋)이 있는데, 이것들은 항문 주위에서 회음 부위를 거쳐 외생식기에 연결되어 있다. 그러니까 회음 부위의 운동은 이 근육들을 움직임으로써 가능해진다. 다시 말해서 회음 부위의 운동은 항문의 수축이완, 그리고 요도 및 질구의 수축이완과 동시에 이루어지는 것이다. 보통 때의 항문 수축 운동은 배변할 때 하게 된다.

발목펌프 운동기구로 회음부에 5분씩 펌핑을 하면 상당히 효과적이다.

### 자세와 요령

[자세] 앉은 자세, 누운 자세, 선 자세 어느 것이나 택할 수 있다.

[호흡과 동작] 호흡과 동작은 반드시 일치되도록 배합해야 한다.

(1) 천천히 숨을 들이쉬면서 항문을 수축시킨다. 숨을 천천히 내쉬면서 이완시킨다.

(2) 천천히 숨을 내쉬면서 항문을 수축시킨다. 천천히 숨을 들이쉬면서 이완시킨다.

차 속에서나 사무실에, 어디에서든 아침부터 저녁까지 잠깐씩 틈나는 대로 열 번을 해도 좋고 스무 번을 해도 좋다. 제항 횟수는 처음에는 한 차례에 5회 정도로 하다가 항문에 힘이 생기면 점점 더 늘려 나간다. 항문을 수축시키는 강도 역시 처음에는 가볍게 하다가 힘이 붙어감에 따라 점점 강하게 바싹 죄도록 하며, 수축의 지속 시간도 처음에는 2-3초면 되지만 나중엔 5초 이상으로 연장시킨다. 제항공(항문을 수축 했다 펴는것)을 할 때는 절대로 호흡이 흐트러져서는 안 된다. 고르고 조용한 호흡을 배합해서 하는 한 제항은 아무리 많이 해도 부작용이 없다.

다만 항문 회음 외생식기 이외에는 신체의 어느 부위도 긴장되지 않도록 편안함에 특히 유의해야 한다.

## 효능과 응용

제항공은 회음 부위의 운동을 통해 임맥 독맥의 기혈 소통을 촉진시켜 신체 각 부위와 내장 기능의 조화를 이루게 함으로써 건강 증진과 질병의 예방 및 치료에 효과가 있다. 이러한 전신적인 효과 이외에도 제항공은 다음과 같이 대증공으로 응용할 때 더욱 그 진가를 발휘할 수 있다.

# 깜짝 건강 핫라인

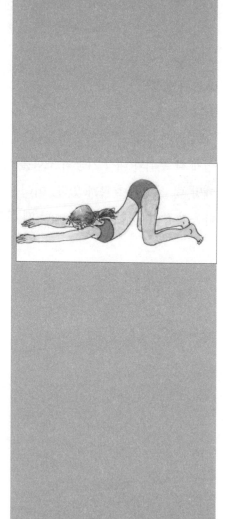

올바른 자세는 건강과 아름다
운 얼굴을 지킨다. 우리가 직
업으로 인한 습관, 자세 등으
로 비뚤어진 몸을 올바르게 교
정시킨다.

# 조루증 치료하기

약한 섹스를 순서로 나열한다면 첫째로 임포, 둘째로 조루, 셋째가 엄싱, 넷째가 물렁으로 되어 있다. 임포, 여자로 말하면 불감증인데 생각은 굴뚝 같으나 막상 하고자 하면 중요한 것이 불러도 외쳐도 응해주지 않는 것이다. 그밖의 신체가 건강체이면 그럴수록 그 심정은 헤아리고도 남음이 있다. 최근에 어떤 한 중년환자는 10년동안 돈도많이 들였지만 전혀 효과를 못봤다고한다. 실은 10년 전 교통사고를 당했는데 그 때부터 주니어가 꿈적도 하지 않았다. 정확히 말해서 단 한 번도 쓰지 못한 것이다. 아니 쓰고싶은 욕망은 태산같이 많지만 어떤 방법으로 해도 쓸 수가 없었다는 것이다. 약도 여러 가지 먹었지만 마찬가지였단다.

아내 이외의 여자라면 혹시나 하고 캬바레에 가서 호스테스를 데리고 나와 호텔에 데리고 들어가 몇 사람을 시험해도 아무 소용이 없었다고 한다. 이번에야말로 사용한 헛돈만 해도 상당한 액수가 되었다는 것이다.

이렇게 되니 남보다 크고 건강한 데다 욕구도 크건만 그것만은 가련하다는 하소연이다. 이 환자의 경우 다행히 5회의 치료로 치유되었다. 전혀 안되는 임포에 비하여 조루의 경우는 일단 코스는 다르다. 하지만 조루인 경우 섹스에는 즐거움이란든가 테크닉을 구사하는 따위의 여유는 없는 것이다. 저자는 수많은 남성들을 상담해서 본인이 치료할 수 있도록 비법을 전수해 주었다.

그녀의 화심속에 쥬니어를 인서트한 순간 이미 끝나고 말았다는 것이 대부분이다. 개중에는 사랑의 화병에 머리를 대인 순간 흥분된 주니어는 분사하고 만다는 경우도 있다. 보다 더 지독한 경우가 되면 성충동을 느껴

주니어가 머리를 치켜들었을 때 바지 가랑이에 몇 번 스치는 짓만으로도 라고 말하는 사람도 있다.

임포는 처음부터 불가능한 것이니까 아예 체념을 할 수 있다. 하지만 조루의 경우에는 어쨌든 겉보기엔 훌륭한데도 "어머! 당신 조루잖아?"하고 기대를 배반당한 그녀의 경멸에 찬 넋두리가 가슴을 찌르는 것이다. 물론 기대를 배반당한 그녀가 다음의 데이트에 응해 줄 리가 없다. 아니 그녀만이 아니다.

몇 명의 연인을 만든다 해도 최초의 도킹,데이트로 모두 끝나고 "젠장! 이제 그만 해 줘 하고 할 때까지 철저하게 해보고 싶어! "하는 것이 조루의 굴욕에 떠는 남성의 염원일 것이다. 하지만 언제까지나 고민할 수만은 없다. 평소의 트레이닝과 저자가 개발한 '장생뜸' 이나 '쑥뜸봉' 을 조루에 꾸준히 실천을 하라.

### 1, 배뇨단속법

생리적 현상인 배뇨를 할 때 단순히 해치우지 말고 누다가 멈췄다가 한다. 배뇨 중에 오줌을 멈췄다 누었다 하는 것이 매우 어렵다지만 이것이 멋진 괄약근의 트레이닝이 되는 것이다. 이 트레이닝은 주야를 가리지 않고 배뇨시에는 언제든 할 수 있는 것이다. 또한 오줌을 누고 싶어도 좀 참으면 방광도 튼튼해진다.

### 2, 급냉온법

소위 급냉법은 주니어를 냉수로 냉하게 하는 방법이다. 냉하게 하는데 따라서 새로운 자극을 주니어에게 주어 그 활동을 활발하게 하려는 것이다. 하지만 급냉온법은 주니어를 냉수로 차게 했으면 그 다음에 온탕으로 따뜻하게 하는 것이다. 차게하고 따뜻하게, 차게 그리고 또 따뜻하게 하는 일을 몇 번이고 되풀이한다. 냉온의 교호 자극에 의해 주니어를 보다 활발하게 만들어 주는 것이다. 급냉온법은 중풍을 예방하는 데도 좋은 방법이다.  이 방법은 목욕할 때에 하면 저항없이 트레이닝이 된다.

3, 압박, 진동법=이것을 급냉온법과 일관해서 해도 좋으며 일상적으로 수시로 트레이닝해도 좋다. 방법은 주니어를 손바닥 안에 쥐고 가볍게 주물럭 주물럭한다.

 이어서 주니어를 손바닥에 들어올리듯 얹고 이것 또한 가볍게 흔든다. 이것은 주니어의 운동법이라 생각하면 된다.

### 4, 쑥뜸봉

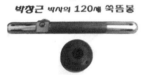

다음의 경혈에 쑥뜸봉을 10회씩 실시한다.

배꼽과 치골의 상단 중앙을 연결하여 그 사이를 5등분 한다. 그리고 치골에서 배꼽을 향하여 5분지 2의 점, 이곳을 '관원' 이라 하며 제1의 치료점에 해당한다. 여기에 쑥뜸봉을 하면 섹스에 활력을 불러 일으키며 지구력을 유지시켜 준다. 여러 방법으로 해도 치료가 안되면 '120세 장생뜸' 한 번이면 많은 효과를 볼 것이다.

### 5, 요부의 경혈

 엉덩이의 갈라진 곳의 상단에 있는 울퉁불퉁한 미골로부터 자기의 손가락으로 3개분(인지,중지, 약지를 가지런히 하여 제 2관절로 잰 폭)씩 좌우로 벌어진 2점 이 2점에서 곧바로 위로 손가락 3개분의 2점 합계 4점이 경혈이 된다.

쑥뜸봉을 경혈의 5~6미리에 접근시켜 멈추고 뜨거워지면 떼고 또 접근시키고…

경혈을 뜨겁게 하는 것을 1회로 되풀이한다.

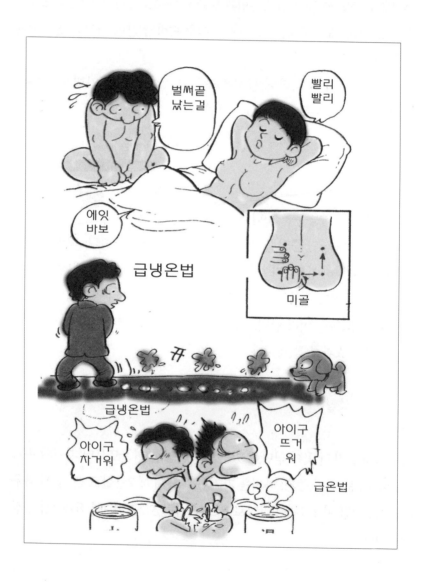

# 불감증 치료하기

## 저자를 찾아온 결혼을 앞둔 남성의 체험담

사람들이 부러워하는 미인을 연인으로 갖고 있는 A군이 드디어 결혼을 하게 되자 이런 고민을 호소해 왔다. 뭔가 재미없다고 말이다. 섹스를 할 때 여성이 동조해 주지 않으니 재미가 없다는 것이다. 남성의 섹스는 일 방통행 성행위에 따른 여성의 변화를 관찰하며 마음속으로 즐기기도 한다.

또 보다 복잡한 변화를 구하며 열심히 독려하기도 한다. 즉 단순한 일방 통행은 아닌 것이다. 사랑을 나눌 때 여성이 마치 인형같이 표정의 변화 도 없고 아무런 보디 액션도 보여주지 않는다면 이처럼 맥빠지는 일은 없 을 것이다. 아내인 경우에는 화가 치밀어오르고 연인인 경우에는 사랑을 의심하고 싶어진다. 예를 들어 하룻밤의 외도 상대라고 해도 뭔가 "손해 "를 본 것 같은 흥이 깨지는 기분이 되어 버린다. 요컨대 「감도가 나쁜 여 자」는 재미없다는 것이다. A군이 일단 결혼하기에 앞서 생각을 깊이 하 고 보니 고민에 빠지고 말았다는 것은 이해 할 만 하다. 여기서 말하는 "여성의 감도" 는 보통으로 말하는 조임의 상태가 태평양이라든가 삼단 조임, 건착(긴짜꾸)…등으로 표현되는 남성에게 주는 테크닉적인 것은 아니다. 그녀 자신이 남성으로부터 주어지는 성적자극을 어느 정도 받아 들여 느낌을 받느냐 하는 것이다. 물론 개개인에 따라 감도가 좋고 나쁨 이 있어 표현에도 차이가 있다. 그"감도 불량" 의 대표적인 것이 "불감증" 이다. "불감증"과 동일한 뜻으로 사용되는 것에 "냉감증" 이라는 것이 있 지만 냉감증이라 하는 것은 성감이 없을뿐만 아니라 성욕도 없는 것이다. 거기에 비하여 "불감증" 성감이 없는 것 뿐이지 성욕은 보통으로 있는 것 이다. "불감증의 여자는 재미가 없다." 는 것이지만 그 책임은 여성에게 있는 것이 아니고 실은 상대의 남성에게 있는 경우도 많다고 한다. 예를 들어 남성이 조루중, 발기부전 같은 것으로 여성의 성감을 불러일으키지 못하는 경우다. 불감증이라 해도 전혀 성감이 없는 것이 아니라 「5,6회에 한번 정도는 다소 성감을 느낄 때가 있다.」라고하는 환자도 많이 있다. 이렇게 되면 여성으로서도 「내가 느끼지 못하는 건 남성의 책임?」이라고 생각하는 것은 당연한 일이다. 바람난 아내의 80%는 불감증 또는 냉감증이라 불리는 여성이다.」라고 말하는 것을 어느 섹스닥터에게서 들은 일이 있다. 이는 남편으로부터 또는 연인으로부터 「불감증이다」라고 말을 들은 여성이 자기가 진짜 로 불감증인 걸까? 아니면 남편 또는 연인이 약해서 그것을 확인하고 싶어서 바람을 피운다고 한다. 불감증이라는 여성이 바람을 피워 보았지만 느낌이 없어, 그렇다면 한 번 더하고 시험해 보았지만 역시 마찬가지다. 이번에야 말로 하고 3번째의 바람, 그러나 성감을 얻지 못한 채 이번에는 하는 기대로 질질 끌며 바람을 계속 핀다고 한다. 누구라도 자기자신에게 "불감증"의 레벨을 붙이고 싶지 않기 때문에" … 불감증환자가 아님을 확인하려고 바람도 피워 보지만 바람을 피울 때의 긴장과 불안으로 더욱 성감을 느끼지 못하고 결국은 들통이 나서 이혼에 도달하는 경우가 많겠지 라고 말하는 섹스닥터의 통계에도 나타나 있다. 그런 부도덕한 방법으로 치료 효과를 기대하기보다 남편이나 연인의 협력을 얻어 불감증 치료를 하는 쪽이 현명하다. 연인의 섹스를 꽃피게 한다는 즐거움 때문에라도 남성은 기쁘게 협력할 것이다.

1, 치료법

남편 또는 연인의 손바닥으로 미골에서 요골까지의 사이 선골의 부분을 따뜻하게 해 준다.

방법은 손바닥을 지긋이 누르고 있으면 되지만 손바닥을 잘 비벼서 하면 온도와 함께 자기가 생겨 보다 효과적이다. 「손대기」라고하는 치료법은 고대로부터 손바닥을 환부에 대고 질병치료를 한 것을 말하고 있다.아무리 느낌이 없다고 해도 안 허벅지 밖 허벅지 12~3센치와 서혜 (아랫배 안쪽 오목한 곳) 좌우 6 점의 경혈에 쑥뜸봉뜸을 10회씩 되풀이한다.

## 2, 쑥뜸봉 I

경혈은 지금까지 몇회나 설명한 배꼽과 치골사이를 5등분하여 치골로부터 배꼽을 향하여 5분지1의 점. 이 경혈을 「중극」이라 한다. 여기에 쑥뜸봉을 10~15회. 뜨거운 느낌이 섹스의 초과 민첩에 이를 때 까지 되풀이 한다.

## 3, 쑥뜸봉 II

여성이 정좌하고 무릎 머리(슬두)의 외측과 대퇴부의 한가운데 선을 따라 위로 올라간 근원에 있는 요골을 연결한다 그 선을 5등분하여 슬두에서 5분지 2의 점을 강하게 압박하여 압통이 있는 곳을 "복토"라하여 경혈로 한다. 그위에 전호 12~13센치의 점으로 역시 압통이 있는 곳을 찾아서 경혈로 한다. 좌우의 발도 6점의 경혈에 쑥뜸봉을 10회씩 되풀이 실시한다. 주의할 것은 회수가 많기 때문에 지나치게 쑥뜸봉을 접근시키지 말 것 뜨거운 것을 참다 보면 화상을 입을 수가 있다. 전항에 이어서 불감증의 애기를 한 가지 더 하겠지만 기량(器量)도 스타일도 좋고 데이트를 하여 돌아다니는 데는 발군(拔群)이지만 베드에서는 전혀 안되는 불감증이어서는 두 번 다시 만날 기분이 되지 않을 것이다.

"언제까지나 교제하다 보니 결혼을 하지 않으면 안 되는 경우가 되어서는 큰일이다!' 하고 도망치고 싶어지는 기분은 알 만하다. 어쨌거나 불감증의 여성은 성욕은 있지만 성감쪽이 전혀 없거나 설령 있다고 해도 아주 조금뿐인 것이다. 당연히 섹스에서의 즐거움은 없다. 때문에 섹스에서 보디액션도 없거니와 보이스 액션(소리내는 것 즉 교성)도 없다. 그냥 날 잡아 잡수 하듯 천장을 바라볼 뿐이다. 남성쪽은 모처럼의 섹스에서 투지를 불태우는데도 결과는 단 한 사람만의 공철포를 쏘는 것과 같아지고 만다.

"이대로라면 남편으로 하여금 바람을 피우게 할 뿐 아니라 이혼 당하게 된다." 하고 새파랗게 질려서 오는 주부도 의외로 많다. 남성의 경우 자기가 열심히 일을 하고 있는데도 그녀 쪽은 이것도 저것도 아니다, 당신 원하고 있는 거야 하고 말할 정도로 얼굴의 표정도 변하지 않는 것이다. 그녀를 사랑하고 즐겁게 해 주려고 투지를 불태우는데도 그럴수록 그녀의 표정이 더욱더 무표정으로 보인다. 흥이 깨어진다, 뭐야 우리도 섹스를 하는 건가 하고 생각하고 싶어질 수도 있다. 이 세상에서 뭣이 재미없다고 해도 흥이 깨진 섹스만큼 바보스러운 것은 없다.

아내라면 틀림없이 헤어지고 싶어질 것이다.

"나는 불감증이라서 결혼은 단념했어요" 하고 말하는 독신여성도 몇사람 만나 봤지만 불감증의 원인에 대하여는 여러 가지 얘기가 있다. 불감증은 여성에게 있어서 정신적으로도 육체적으로도 불행한 일임에는 틀림없다.

독신 여성이라면 이제부터 결혼 때문에 남의 아내로서 불행한 결과를 초

래하지 않기 위해서 불감증 같은 것은 치료해야 하는 것이다. 불감증 치료는 역시 일상적인 쑥뜸봉과 섹스 치료다.

우선 쑥뜸봉 쑥의 불을 경혈에 접근시켜 뜨거워지면 떼어내고 치료를 되풀이한다.

## 1, 중극

배꼽과 치골의 상연 중앙과를 연결, 그것을 5등분하여 치골로부터 위로 5의 1의점 여기에 쑥뜸봉을 7회 되풀이 한다.

## 2, 미골

엉덩이의 갈라진 곳의 상부에 있는 울퉁불퉁한 뼈의 하부에 뼈의 갈라진 곳이 있으므로 이점, 또한 미골의 좌우 3센치의 점, 즉 3점에 쑥뜸봉을 각각 7회씩 되풀이한다.
다음은 지압이다.

## 3,삼음교

발의 안 복사뼈의 사횡지 (사횡지=인지,중지,약지,소지 4개분의 폭) 위에서 경골의 뒤를 따라 강하게 누르면 통증을 느끼는 곳, 좌우의 발에 한번 누르기 3초로 5~6회 지압을 실시한다. 이 곳의 지압은 짬이 날 때 언제든 할 수 있다.
이상의 치료를 하고 나서 다음에 섹스이므로 혼자서는 할 수 없다. 역시 파트너가 필요하다. 불감증이라는 것에 뭔가 저항은 느끼겠지만 그것을 극복해 주어야 한다. 남편으로서도 자기를 기쁘게 하기 위해 열심이라고 생각하면 기쁘게 협력해 줄 것이다.

 체위는 「여성상위」라고는 해도 소위「기승위」가 아니고 여성이 남성의 위에 겹치듯 하는 것이다. 아마 정상을 반대로 하여 곧게 몸을 폈다고 생각하면 된다. 다음은  액션 그녀를 섹스에 무관심하지 않게 하기 위해 액션은 그녀에게 시킨다.액션은 그녀가 좋아하는 액션이면 좋다. 그렇다고 해서 남성은 모르는 척하라는 뜻은 아니다. 남성은 그녀의 등과 허리를 안고 한 손을 가볍게 쥐고 그녀의 흉추(=경추와 요추 사이의 한 부분)의 10,11,12,번을 찾는 방법은 등의 한가운데보다 조금 아래, 더 아래의 늑골이 붙어 있는 흉추가 12번이 된다. 또 예를 들어 오버라도 좋으니까 섹스할 때 보디 액션이나 보이스 액션을 하도록 한다.

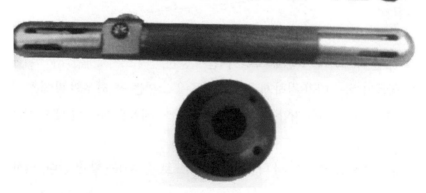

박창근 박사의 120세 쑥뜸봉

# 눈과 입을 아름답고 건강하게 하는 운동법

웃으면 몸의 면역 물질도 활발히 분비돼 병에 걸리지 않고 건강하고 아름 다운 얼굴을 가질 수 있다. 그리고 요즘 사람들의 표정에는 "웃음"이 사 라진 것 같다. 얼굴이 뻣뻣이 굳어진 것은 아닌지 걱정이 된다. 다음과 같 은 얼굴 운동을 해주면 얼굴의 근육이 풀어지고 얼굴도 아름다워진다. 전 반적으로 눈은 간의 정기가 집중된 곳이므로 간이 피로하면 눈이 쉬이 어 두워지고 간이 건강한 사람은 눈이 윤택하고 밝은 법이다. 이처럼 전체적 으로 간이 눈을 주관하지만 다시 눈의 각 부위마다 해당하는 장기가 따로 있다. 그럼에도 보는 바와 같이 눈동자는 신장이 관리하고 검은자위는 간, 흰자위는 폐, 윗눈꺼풀은 위장, 아래눈꺼풀은 비장, 눈의 시작과 끝부 분은 심장이 각각 관리를 한다. 이들 각 부위는 신장, 간,폐, 비(위), 심장 등 오장의 정기가 집중된 곳이므로 눈을 면밀히 관찰하면 오장의 건강상 태를 그대로 읽을 수 있다

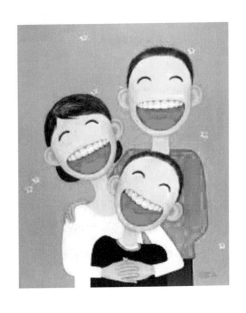

## 대흉근 교정 운동법 (자세와 요령)

1.아래 그림과 같이 양발은 어깨 너비로 약간 넓게 벌리고 선다. 호흡을 자연스럽게 가다듬은 후 팔꿈치를 구부려서 양손을 가슴 높이에서 전방에 놓고 오른손으로 왼손 손목을 잡는다.

2. 숨을 내뱉으면서 천천히 팔꿈치를 앞으로 편다. 완전히 펴기 직전에 숨을 멈추고 양쪽 겨드랑이 사이에 가슴을 끼우는 것처럼 이미지를 그리면서 힘을 주고 9초 동안 유지한다. 반대쪽도 전과 동일하게 실시. 이렇게 좌우 각각 7-10회 실시 한다.

주의: 자세는 편안하고 양쪽 겨드랑이에 힘을 줄 때도 숨을 멈추지 말고 입으로 천천히 내뱉으면서 실시할 것.

효과: 우리의 가슴근육은 항상 딱딱하게 경직되어 있다. 그래서 위의 풀어 주는 운동으로 대흉근의

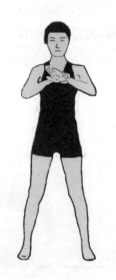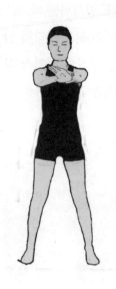

단련과 동시에 견갑골 주변을 풀어줘서 결림을 해소하고 자연스러운 웃는 얼굴을 만들 수 있게 해 준다.

## 골반, 척추 교정 운동법 (자세와 요령)

1.양발을 어깨 넓이보다 약간 넓게 벌리고 선다. 자연스럽게 호흡을 가다듬고 그림과 같이 양손은 허리에 둔다. 발이 바닥에서 떨어지지 않도록 하고 허리를 왼쪽 방향으로 내민다. 그런 다음 다시 원위치로 가져온다. 이렇게 반복으로 7-10회를 3세트 실시한다.

주의: 허리 근육이 바로 펴지지 않는 부분을 느끼면 그쪽을 중점적으로 무리 없이 늘려 준다.

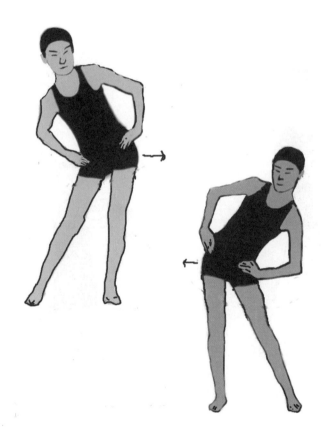

## 목, 어깨 풀어주기 운동법 1 (자세와 요령)

 1. 전과 동일한 자세에서 왼손으로 오른 손목을 잡고 목 높이에서 방향을 정면으로 놓는다. 왼쪽 팔꿈치에 힘을 넣어서 상체를 왼쪽 방향으로 비튼다.

 이어 손을 정면으로 되돌려서 오른쪽 방향으로 비튼다. 그리고 오른손으로 왼손 손목을 잡고 전과 동일하게 실시한다. 각각 5회씩 3세트 실시한다.

 주의할 점은 팔꿈치에 따라가는 형태로 비틀어서 상체는 팔꿈치의 회전에 따라가도록 실시하는 것이 효과적이다.

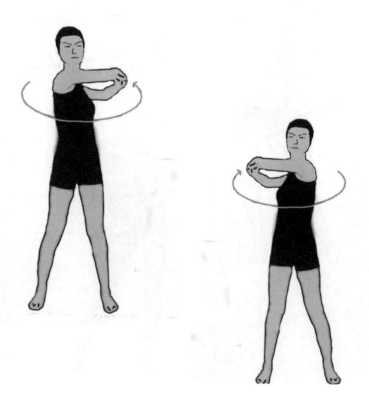

목, 어깨 풀어주기 운동법 2 (자세와 요령)

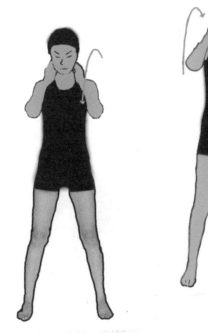 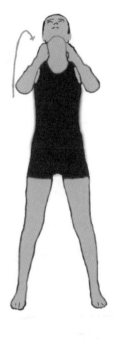

 1. 전과 동일한 자세에서 정면을 향하고 엄지, 중지, 약지 세 손가락으로 경추(목의 뒤쪽에 있는 뼈)의 양쪽을 누른다. 머리속에서 1부터 숫자를 세면서 천천히 고개를 앞으로 숙이고, 10에서 멈춘다.

이 때 입으로 숨을 내뱉으면서 실시한다.  이어 고개를 정면으로 되돌려서 같은 식으로 젖힌다. 될수 있는 한 턱이 높은 위치에 오도록 의식하면서 실시한다. 이렇게 왕복10회 정도 실시한다.

 주의할 점은 손가락으로 누를 때 머리와 목의 경계가 기본이지만, 눌러서 기분이 좋은 곳을 찾아서 하면 더욱 좋다.

1. 무릎 꿇은 정좌 자세를 취한다. 발끝을 올려서 엉덩이를 발꿈치보다 높이 띄운다. 얼굴 아래에 양손을 모으고, 양팔은 최대한 팔꿈치까지 바닥에 붙인다. 그리고 입으로 숨을 들이쉬면서 양손으로 바닥을 누르는 요령으로 천천히 팔꿈치를 펴면서 얼굴을 올린다. 이 상태에서 9초 유지한 후에 코로 숨을 내뱉으면서 처음 상태로 돌아간다. 왕복 10회 실시한다.

주의할 점은 숨을 내뱉으면서 절을 하는 것과 같은 요령으로 실시한다.

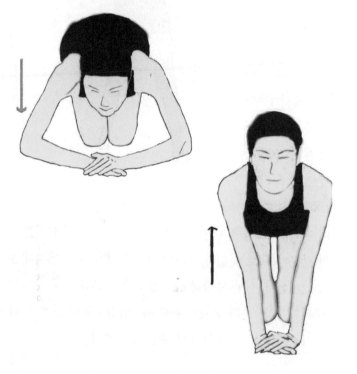

## 고혈압 응급처치법

(1) 큰소리로 사람을 불러 지원을 요청한다.

(2) 한 사람은 구급차를 부른다. 또 한 사람은 의식을 확인한다. 손을 잡아도 잡은 반응이 없고 호흡을 불어넣어도 반응이 나타나지 않을 때는 의식을 잃은 것으로 보아야 한다.

(3) 기도를 확보해라.

의식을 잃었을 때 활기가 떨어지고 기도가 막힌다.

반듯하게 침대에 눕히고 한손으로 머리를 뒷편으로 넘긴다. 또 한쪽 손으로 머리를 잡고 위로 추켜든다. 베개가 손 가까이 있을 때는 어깨 밑에 넣어 준다. 머리 밑에 넣는 것은 금물이다. 기도가 좁아졌을 때, 입안에 이물질이 있을 때는 제거해야 한다.

(4) 호흡을 확인한다.

입은 코에 대고 손은 귀에 대 호흡을 하는지 확인한다. 기도를 확보했

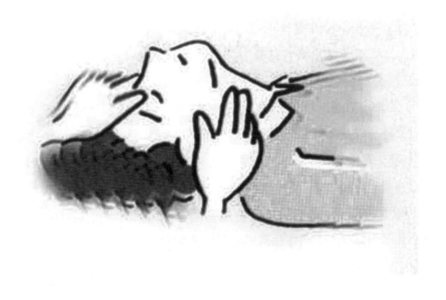

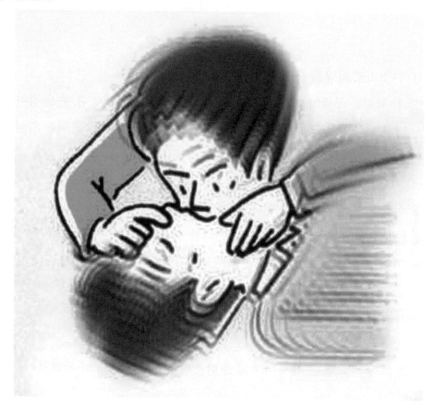

는데도 호흡을 하지 않을 때에는 목구멍에 이물질이 막혀 있을 가능성이 높으므로 몸을 옆으로 눕히고 등 가운데를 편 손바닥으로 힘있게 두드려 준다.

(5) 호흡이 멈췄을 때는 인공호흡을 시도하여 기도를 확보했을 때 목에 받쳤던 손의 손가락으로 입을 벌리고 10분간 빨아 준다. 그리고 입으로부터 공기를 불어넣어 준다. 2-3초간 조용히 불어 넣어 주면서. 폐가 벌어졌나 확인하고 말할것없이 손가락을 코에서 떼어놓고 호흡을 하고 있는지 확인한다. 공기를 불어넣어 준 것은 가슴이 아니고 배에 있어서 위 안으로 들어간것으로 배를 누르면서 공기를 빼 주어야 한다.

2회 부터 1초- 1.5초 , 5초 간격으로 배를 눌러 공기를 빼 주어야 한다.

(6) 머리의 양측에 있는 경동맥, 다리에 붙은 뿌리에 있는 대퇴동맥에 손가락을 대어 맥이 뛰지 않을 때는 심장이 정지되었을 가능성이 높다.

바로 주먹으로 15Cm 높이 정도에서 흉골의 한가운데를 2-3회 힘있게 두드려 준다. 힘 있는 사람이 응급처치를 하고 있을 때는 최대한의 힘으로 1/2 정도 그렇지 않은 사람은 마음 굳게 먹고 힘껏 두드린다.

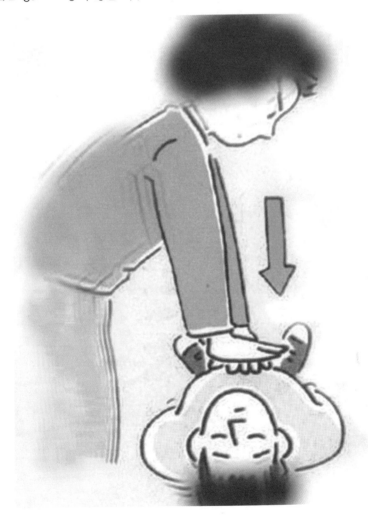

(7) 가슴을 두둘겨도 맥이 뛰지 않을 때는 심폐소생법을 해야 한다.

머리를 움직이지 않게 하고 딱딱한 침상위에 안정되게 눕혀 놓는다. 한 사람이 응급처치를 할 때는 뒤에서 껴안고 운반을 해야 한다. 우선 양손의 무게로 아래쪽의 손 밑바닥으로 흉골의 상단부터 2/3 정도의 위치에 수직으로 누른다. 흉골의 아래쪽에 있는 검상돌기와 그 밑에 급소는 누르지 않아야 한다.

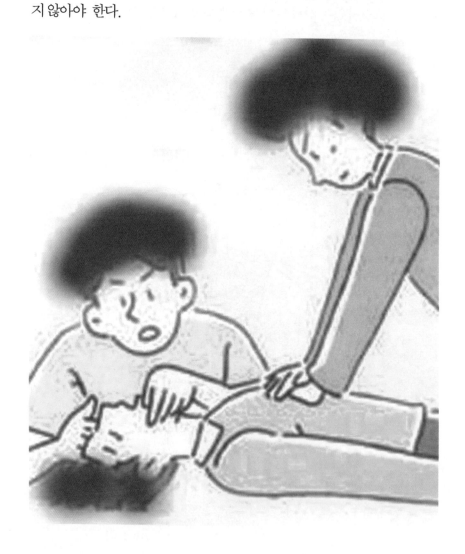

속도는 1분간 60-80회 누른다. 힘은 흉골 3-4 Cm 깊이 정도 눈대중으로 실시한다.

2명일 경우에는 1명이 인공호흡을 하면 또 한 사람은 심장맛사지를 5회 실시한다.

심장 마사지와 인공호흡을 10회 실행한다.

가슴이 부풀어오르는가 맥박이 뛰는가를 확인하면서 구급차가 올 때까지 계속 인공호흡을 한다.

"우리들 각자의 내면에 있는 자연의 힘은

가장 위대한 질병 치유자 이다."

-히포 크라 테스